Der kleine Diabetes-Coach

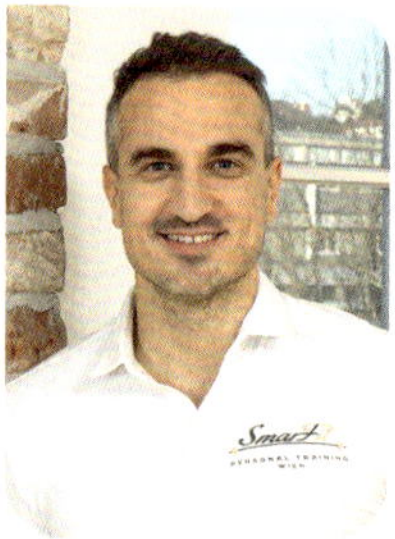

Patrick Köhler, Sportwissenschaftler und staatlich geprüfter Fitnesstrainer, ist seit über 15 Jahren als Personal Trainer in Wien aktiv. In seinem Studio SmartFit im 8. Bezirk betreut er Kunden und Kundinnen individuell und mit viel persönlichem Engagement.
Mehr Infos unter: www.smart-fit.at

Sein Schwerpunkt: die vielfältigen und nachweislich positiven Effekte von Krafttraining auf Gesundheit und Lebensqualität. Ob gezieltes Training bei Übergewicht, Rückenbeschwerden, Diabetes, zur Steigerung der allgemeinen Fitness oder für ein aktives Leben im Alter – Patrick entwickelt maßgeschneiderte Programme für jeden Lebensabschnitt. Er bietet Personal Training, Kleingruppentrainings, Online-Coaching und Firmenfitness an.

Patrick Köhler

Der kleine Diabetes-Coach

So kommen Sie in Bewegung und senken Ihren Blutzucker-spiegel: Die besten Übungen für den Einstieg

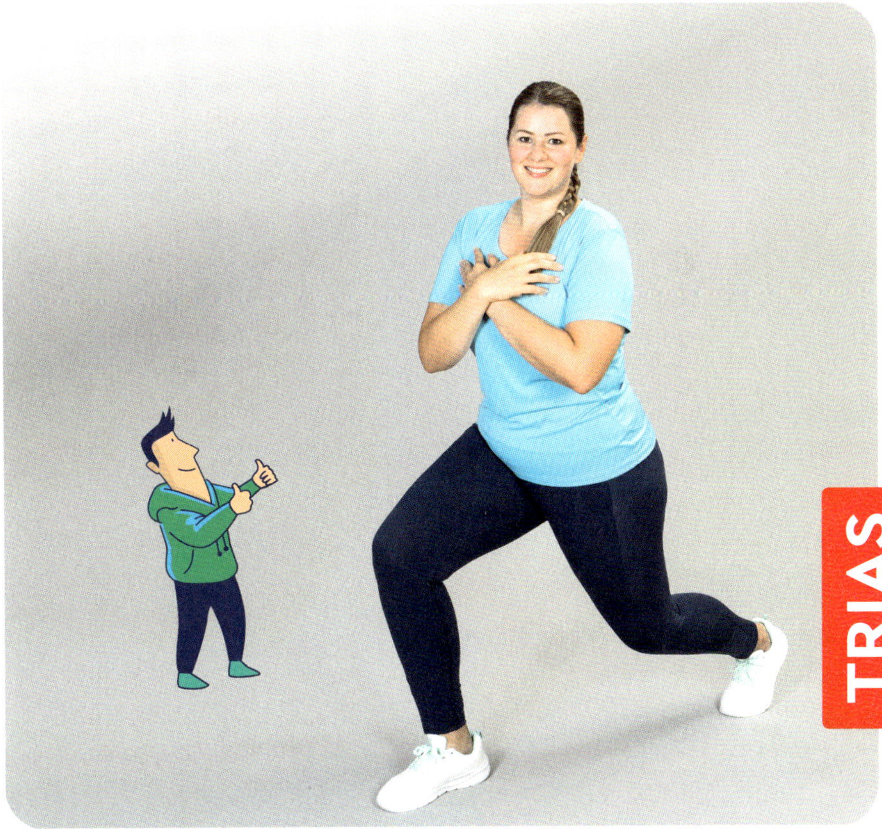

TRIAS

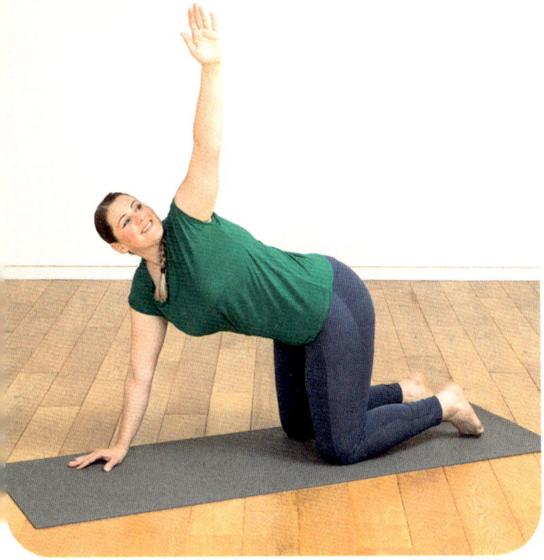

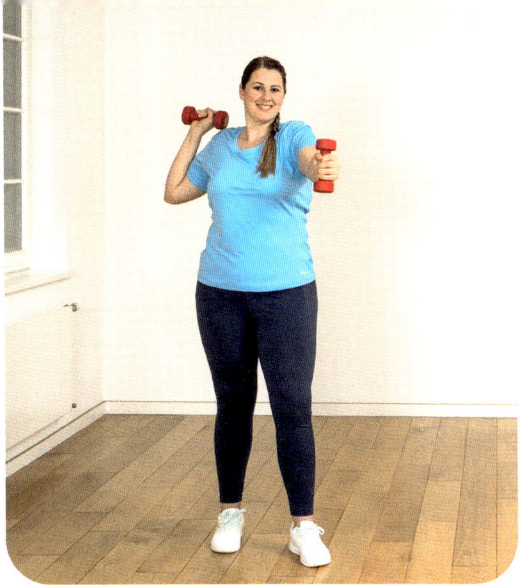

Exkurse

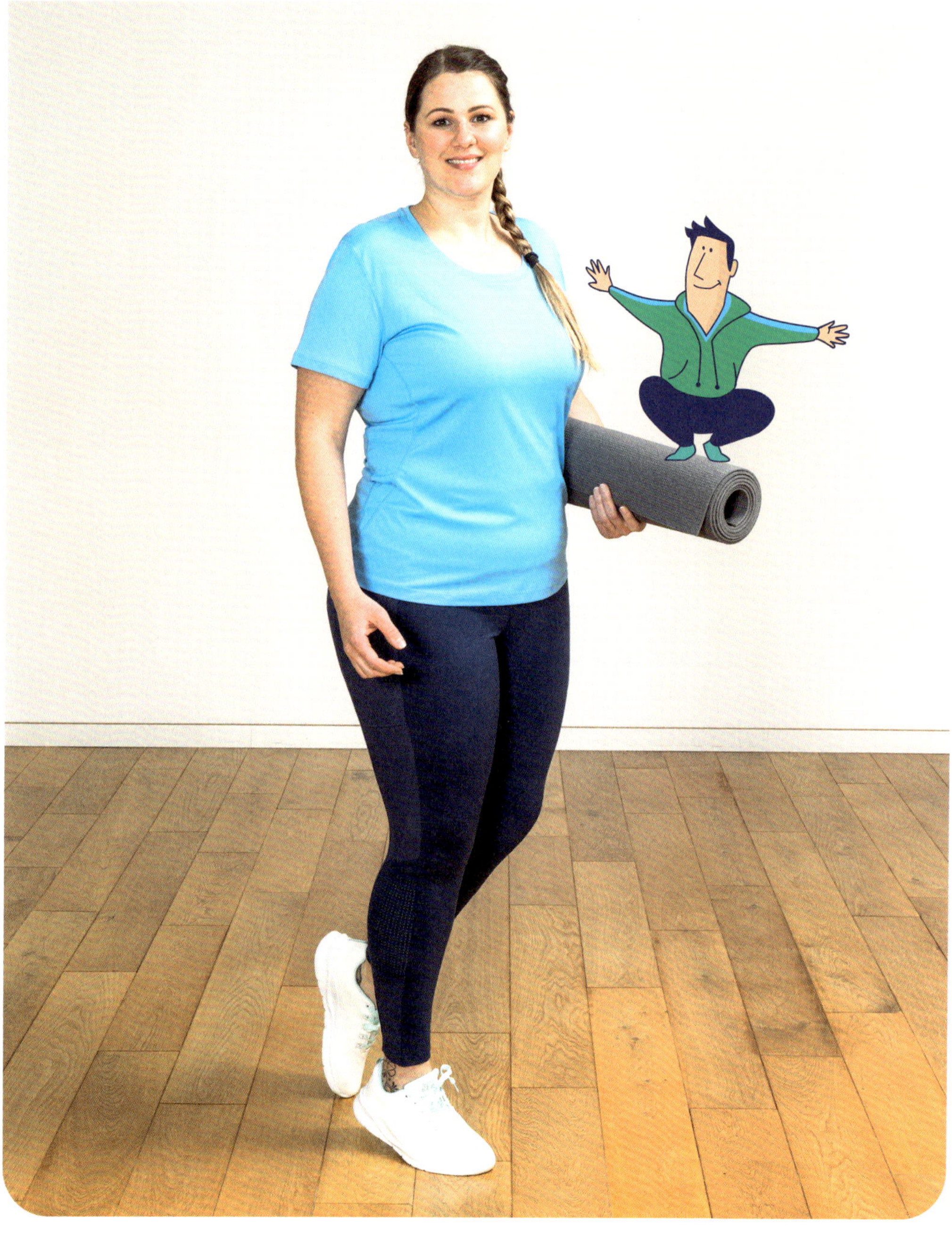

Liebe Leserin, lieber Leser,

wenn Sie dieses Buch in Händen halten, haben Sie vermutlich die Diagnose Diabetes mellitus Typ 2 oder Prädiabetes erhalten.

Doch die tolle Nachricht vorweg: Sie sind bereit, aktiv etwas dagegen zu unternehmen!

Und die noch bessere Nachricht?

Mit einer gezielten Kombination aus Krafttraining, regelmäßiger Bewegung und bewusster Ernährung lässt sich der Typ-2-Diabetes deutlich bessern, sein Fortschreiten bremsen und in vielen Fällen sogar eindämmen. Im Frühstadium kann er sich oftmals zurückbilden (Remission), während sich ein Prädiabetes häufig noch vollständig heilen lässt. Auf den ersten Seiten dieses Buches erhalten Sie ein Basiswissen rund um Typ-2-Diabetes und erfahren, weshalb Bewegung und insbesondere Krafttraining so außergewöhnlich wirksam in seiner Bekämpfung sind.

Im Anschluss zeige ich Ihnen Aufwärm- und Stabilitätsübungen sowie im Übungsteil Übungen und Trainingspläne für Ihr jeweiliges Fitness-Level sowie einfache Übungen fürs Büro, um Diabetes Typ 2 den Kampf anzusagen.

> *Jeder Tag biete eine neue Chance – heute ist definitiv der richtige, um zu starten.*

Patrick Köhler, 2026

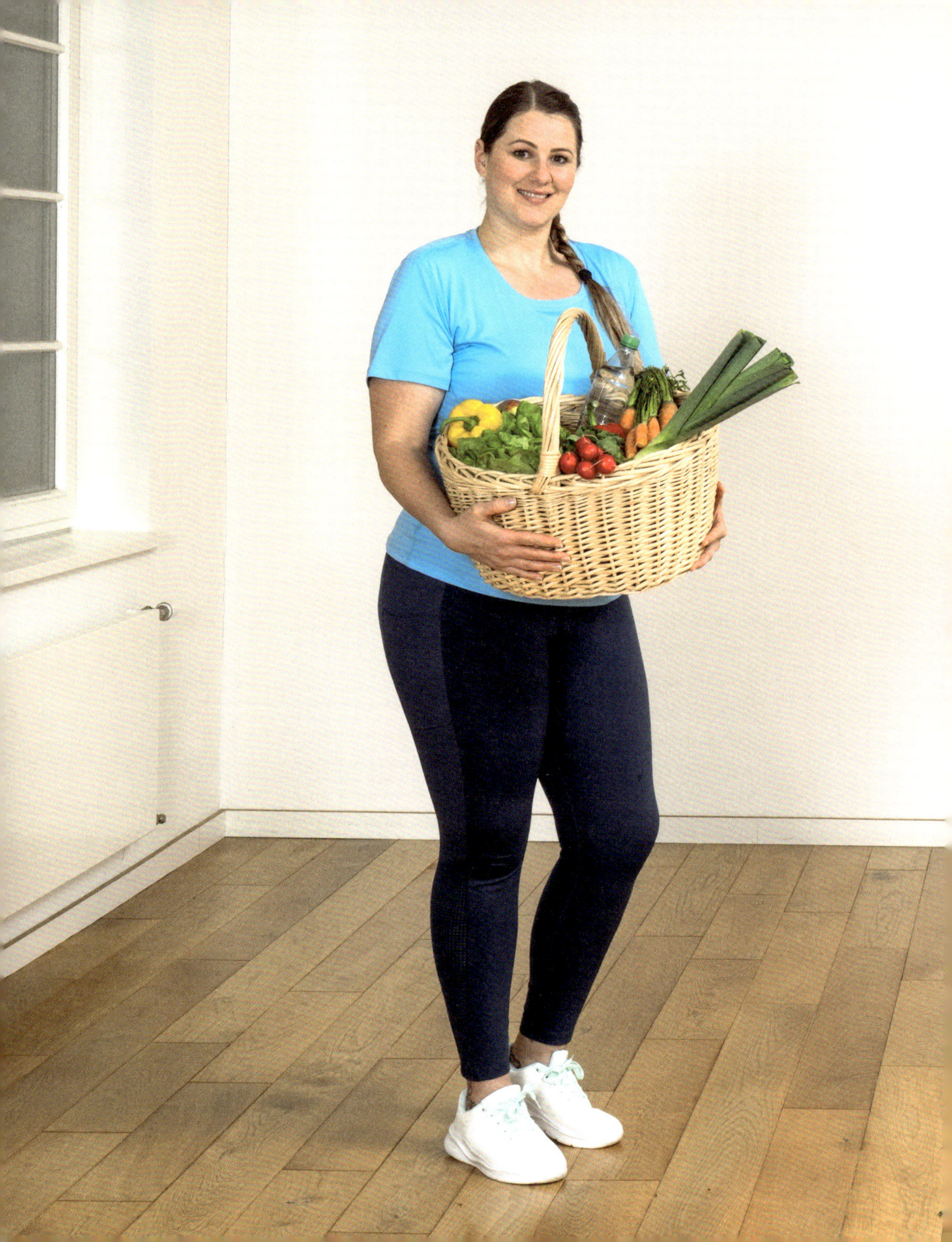

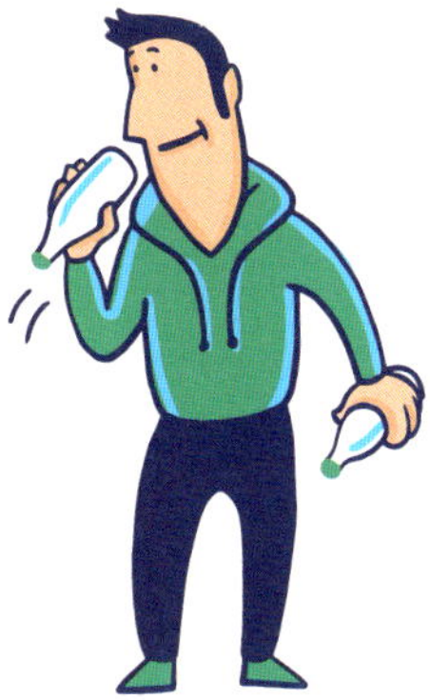

Was bedeutet Diabetes für mich?

Diabetes wird meist medikamentös behandelt. Aber man kann zusätzlich selbst einiges tun und mit gezielten Übungen die Krankheit positiv beeinflussen.

Basiswissen rund um Diabetes

Von Diabetes hat wahrscheinlich jeder schon mal gehört. Aber erst wenn man selbst die Diagnose erhält, merkt man, dass man doch nicht so viel darüber weiß.

Diabetes ist eine Stoffwechselerkrankung, bei der der Blutzuckerspiegel dauerhaft erhöht ist. Die Ursachen dafür können unterschiedlich sein: Entweder produziert der Körper kein oder zu wenig Insulin, oder das vorhandene Insulin kann nicht richtig wirken, weil die Körperzellen aufgrund einer Insulinresistenz beziehungsweise verminderten Insulinsensitivität nicht mehr ausreichend darauf ansprechen. Insulin ist ein Hormon, das in der Bauchspeicheldrüse (Pankreas) gebildet wird und den Zucker (Glucose) aus dem Blut in die Zellen, vor allem in Muskeln und Leber, schleust, wo er als Energie genutzt wird. Konstant erhöhte Insulinspiegel sind auf Dauer ebenso problematisch wie ein erhöhter Blutzucker.

Es gibt zwei Haupttypen: Diabetes Typ 1 und Typ 2

Daneben existieren jedoch auch weitere, seltenere Formen wie LADA, Schwangerschaftsdiabetes oder monogenetische Varianten. Auf diese Varianten gehe ich aber in diesem Buch nicht ein.

Typ-1-Diabetes

Dieser Diabetes-Typ entsteht, wenn das Pankreas kein oder kaum Insulin mehr produziert. Dies geschieht in der Regel schon im Kindes- oder Jugendalter. Die Ursache hierfür ist eine Autoimmunreaktion. Das körpereigene Immunsystem greift irrtümlich die insulinproduzierenden Betazellen im Pankreas an und zerstört sie. Die Folge ist ein absoluter Insulinmangel, der lebenslang bestehen bleibt. Menschen mit Typ-1-Diabetes sind daher auf eine regelmäßige Insulinzufuhr von außen angewiesen – sei es durch Injektionen oder mit einer Insulinpumpe. Die Erkrankung ist nicht heilbar, kann jedoch bei guter Blutzuckereinstellung und mit einer modernen Insulintherapie sehr gut kontrolliert werden. Regelmäßiges Training, Bewegung und eine bewusste Ernährung verbessern die Insulinwirkung, stabilisieren den Blutzucker und können den Bedarf an exogenem Insulin deutlich reduzieren.

Typ-2-Diabetes

Die häufigste Diabetes-Erkrankung tritt indes meist bei Erwachsenen auf und entwickelt sich meist durch eine Kombination von Bewegungsmangel, ungesunder Ernährung und Übergewicht. Auch genetische Faktoren spielen eine Rolle – sie beeinflussen unter anderem, wie empfindlich die Körperzellen auf Insulin reagieren und wie leistungsfähig die insulinproduzierenden Betazellen in der Bauchspeicheldrüse sind.

Medizinisch betrachtet, entsteht Typ-2-Diabetes durch zwei Hauptmechanismen: eine zunehmende Insulinresistenz und die allmähliche Erschöpfung der Beta-Zellen im Pankreas. Der Prozess beginnt meist mit einer Insulinresistenz im Rahmen des Prädiabetes, bei dem die Beta-Zellen noch ausreichend Insulin produzieren, um den Blutzucker auszugleichen. Bei Insulinresistenz reagieren die Körperzellen, vor allem in Muskeln, Leber und Fettgewebe, nicht mehr richtig auf Insulin. Zucker (Glucose) gelangt dadurch nicht mehr effizient aus dem Blut in die Zellen, was zu dauerhaft erhöhten Blutzuckerwerten führt. Hauptursachen dafür sind vor allem Fettgewebe im Bauchraum (viszerales Fett), Fettablagerungen in der Leber (ektopes Fett), Bewegungsmangel, eine unausgewogene Ernährung mit vielen einfachen Kohlenhydraten sowie genetische Faktoren. Als Reaktion versucht die Bauchspeicheldrüse, immer mehr und mehr Insulin zu produzieren, um den Blutzuckerspiegel zu regulieren. Diese Dauerbelastung kann jedoch zur Erschöpfung der Betazellen führen – sie produzieren dann immer weniger Insulin, was schließlich zum manifesten Typ-2-Diabetes führen kann.

Zusätzlich kann eine Verfettung der Bauchspeicheldrüse die Funktion der Betazellen weiter verschlechtern. Des Weiteren ist der Glukagon-Spiegel, also die Menge des Glucose produzierenden Hormons (Gegenspieler des Insulins) oft zu hoch und sinkt besonders nach dem Essen nicht genug ab. Die Leber bleibt dadurch auf »Zucker freigeben« gestellt und gibt weiter Glucose ins Blut ab, obwohl der Blutzucker schon erhöht ist.

Folgen von Diabetes

Unbehandelt führt Typ-2-Diabetes langfristig somit zu chronisch erhöhten Blutzuckerwerten, die Gefäße und Organe schädigen. Mögliche Folgeerkrankungen sind Herz-Kreislauf-Erkrankungen, Nierenschäden, Nervenschäden (Neuropathie), Augenerkrankungen bis hin zur Erblindung und viele weitere schwerwiegende Komplikationen. Das vorrangige Ziel ist es deshalb, den Blutzucker sowohl kurz- als auch langfristig zu senken, indem die Glucose in die Muskulatur und die Leber geschleust wird, wo sie als Glykogen gespeichert wird. Auch Fettzellen können Zucker aufnehmen, was kurzfristig hilfreich sein kann, um den Blutzuckerspiegel zu senken. Langfristig ist das jedoch problematisch, da es eine Kaskade negativer Effekte auslöst – etwa eine verstärkte Fetteinlagerung, chronische Entzündungen und eine weiter zunehmende Insulinresistenz.

Weniger bekannt, aber ebenfalls relevant: Auch die Knochengesundheit kann unter Diabetes leiden. Eine gestörte Stoffwechsellage begünstigt Osteoporose, also den Abbau der Knochensubstanz. In Kombination mit einer nachlassenden Muskelkraft steigt dadurch das Risiko für Stürze und Knochenbrüche, insbesondere bei älteren Menschen.

Weltweit sind inzwischen rund 500 Millionen Menschen an Diabetes erkrankt – Tendenz steigend. Rund 90% davon leiden an Typ-2-Diabetes, einer Erkrankung, die in den meisten Fällen durch veränderbare Lebensstilfaktoren wie Ernährung, Bewegung und Gewichtsentwicklung verursacht wird und jährlich über eine Million Todesfälle fordert.

Mit Krafttraining entgegenwirken

Und hier kommt die gute Nachricht: Typ-2-Diabetes lässt sich durch gesunde Ernährung, mehr Bewegung und gezieltes Krafttraining sehr wirkungsvoll beeinflussen, oft sogar ganz ohne Medikamente. Während Prädiabetes vollständig heilbar ist, kann im fortgeschrittenen Stadium häufig eine Remission erreicht werden, sofern die eigene Insulinproduktion noch funktioniert. Bezogen auf die Blutzuckerwerte kann eine Remission als eine Art funktionelle Heilung ohne Medikamente verstanden werden. Dieser Zustand wird jedoch ausschließlich durch konsequente Lebensstiländerungen aufrechterhalten. Werden Ernährung und Bewegung wieder vernachlässigt, treten die erhöhten Blutzuckerwerte in der Regel erneut auf. Auch bei länger bestehendem Diabetes sind durch gesundheitsfördernde Maßnahmen wie Krafttraining und Gewichtsreduktion deutliche Verbesserungen der Blutzuckerwerte möglich, wodurch sich das Fortschreiten der Erkrankung verlangsamen und das Risiko schwerer Verläufe reduzieren lässt.

Auch für Menschen mit Typ-1-Diabetes ist Krafttraining sehr sinnvoll. Es kann helfen, den Blutzuckerspiegel langfristig stabiler zu halten, die Insulinsensitivität zu verbessern und den Insulinbedarf zu senken.

In diesem Buch widmen wir uns jedoch vor allem dem Typ-2-Diabetes – mit einem besonderen Fokus auf das Krafttraining. Sie finden hier zahlreiche alltagstaugliche Übungen, von denen viele ohne Geräte und überall durchgeführt werden können.

Die Rolle von Bewegung und Sport bei Diabetes Typ 2

Bewegung ist ein zentraler Bestandteil jeder erfolgreichen Diabetes-Therapie, denn körperliche Aktivität bringt viele gesundheitliche Vorteile mit sich, unabhängig von Alter oder Fitnesslevel.

Schon regelmäßige Alltagsbewegung, wie Spazierengehen, Radfahren, Treppensteigen oder Gartenarbeit, kann den Blutzuckerspiegel verbessern, die Insulinsensitivität erhöhen, den Kreislauf anregen und Entzündungswerte senken. Wer sich regelmäßig bewegt, verbessert seine Lebensqualität, verringert das Risiko für Folgeerkrankungen und fühlt sich oft energiegeladener und ausgeglichener.

Besonders wirkungsvoll ist gezieltes Krafttraining. Es bietet zahlreiche Vorteile – nicht nur für Menschen mit Typ-2-Diabetes:

- Muskelaufbau bzw. Schutz vor Muskelabbau im Alter
- erhöhte Insulinsensitivität von Skelettmuskulatur und Leber
- langfristig stabilere Glucose- und Insulinwerte
- Unterstützung beim Abbau von überschüssigem Körperfett und Aufbau einer gesunden Muskel-Fett-Balance
- Stärkung von Muskeln, Kraft und Knochen

- Verbesserung der Herz-Kreislauf-Gesundheit
- geringere Entzündungswerte und besserer Fettstoffwechsel
- mehr Energie und Ausdauer im Alltag
- verbesserter Schlaf und ausgeglichene Stimmung
- Reduktion von Stress, Angst und Depressionen
- Vorbeugung gegen chronische Erkrankungen wie Bluthochdruck oder Osteoporose

Wenn wir speziell auf Typ-2-Diabetes schauen, geht es vor allem um drei Wirkungen: die Verbesserung der Insulinwirkung, die Reduktion von Körperfett und der Aufbau von Muskulatur. Genau diese drei Faktoren gelten als entscheidend für eine nachhaltige Verbesserung der Stoffwechsellage und sind gleichzeitig realistische Ziele, deren Erreichen viele positive Folgeeffekte hat.

Krafttraining als Wundermittel gegen Diabetes Typ 2

Krafttraining ist längst nicht mehr nur etwas für Bodybuilder. Es zählt heute zu den wirksamsten Maßnahmen zur Förderung der allgemeinen Gesundheit und spielt eine zentrale Rolle für ein gesundes, aktives Altern. Besonders deutlich zeigen sich die Vorteile bei Menschen mit Typ-2-Diabetes oder Prädiabetes, dem Vorstadium von Diabetes.

Mehr Muskelmasse und regelmäßiges Krafttraining können sowohl den HbA_{1c}-Wert als auch den Nüchternblutzucker deutlich senken – das belegen aktuelle Forschungsergebnisse.[1] Der HbA_{1c}-Wert ist ein Langzeit-Blutzuckerwert. Er zeigt an, wie hoch der durchschnittliche Blutzuckerspiegel der letzten zwei bis drei Monate war. Für Menschen mit Typ-2-Diabetes liegt das empfohlene HbA_{1c}-Ziel in der Regel je nach Quelle und Gesundheitszustand zwischen 6,5 und 8,5 %. Langfristig angestrebt wird ein Nüchternblutzucker unter 110 mg/dl.

Zusätzlich wirkt sich Krafttraining positiv auf verschiedene kardiovaskuläre Risikofaktoren aus, wie Blutdruck, Blutfettwerte und Entzündungsmarker. Für Menschen mit Typ-2-Diabetes ist der Erhalt der Muskulatur besonders wichtig. Durch die Erkrankung kommt es häufig schneller zu Muskelabbau, unter anderem wegen Entzündungsprozessen und einer verringerten Wirkung des Insulins, was den Teufelskreis weiter antreibt. Umso wichtiger ist es also, gezielt gegenzusteuern. Krafttraining ist dafür nicht nur hilfreich, sondern nahezu unverzichtbar.

Die besonders positiven Effekte, die Krafttraining bzw. mehr Muskelmasse bei Typ-2-Diabetes entfalten, beruhen vor allem auf folgenden Mechanismen:

Erhöhte Insulinsensitivität Krafttraining verbessert die Insulinsensitivität sowohl kurz- als auch langfristig. Das bedeutet, dass die Körperzellen, vor allem in der Muskulatur und der Leber, wieder besser auf Insulin ansprechen. Es wird also weniger Insulin benötigt, um denselben blutzuckersenkenden Effekt zu erzielen. Damit wirkt Krafttraining direkt gegen die Insulinresistenz, die bei Typ-2-Diabetikern eine der Hauptursachen der Erkrankung ist.

Vergrößerte Glykogenspeicher Mehr Muskelmasse bedeutet auch größere Energiespeicher in Form von Glykogen. Bei Untrainierten liegen die Muskelglykogenspeicher im Schnitt bei rund 300 g. Durch regelmäßiges Krafttraining können sie sich um etwa 20–30 % vergrößern. Je mehr Muskulatur vorhanden ist, desto mehr Glucose kann aus dem Blut aufgenommen und als Glykogen gespeichert werden – ein entscheidender Vorteil für die Blutzuckerkontrolle. Ebenso kann die Leber durch Training bis zu 50 g mehr Glykogen speichern.

Verbesserte Blutzuckerregulation beim und nach dem Training Während des Trainings nutzen die Muskeln in erster Linie ihr gespeichertes Muskelglykogen als Energiequelle. Gleichzeitig wird durch die Muskelkontraktionen der Glucosetransport in die Zellen aktiviert – unabhängig vom Insulin. So kann der Körper schon während der Belastung Glucose aus dem Blut in die Muskelzellen einschleusen. Ein Teil dieser Glucose wird direkt im Muskel zur Energiegewinnung genutzt, ein anderer Teil dient dazu, die während des Trainings geleerten Glykogenspeicher wieder aufzufüllen. Dieser Effekt hält auch nach dem Training noch über mehrere Stunden an.

Reduktion von Körperfett und Verbesserung der Körperzusammensetzung Übergewicht, insbesondere Bauchfett, ist einer der zentralen Risikofaktoren für die Entstehung von Typ-2-Diabetes. Krafttraining hilft beim Muskelaufbau und erhöht den Energieverbrauch – selbst in Ruhephasen. Das erleichtert die Gewichtsreduktion und trägt dazu bei, das Verhältnis von Muskel- zu Fettmasse zu verbessern.

Schutz der Bauchspeicheldrüse Die Verfettung der Bauchspeicheldrüse kann die Insulinproduktion beeinträchtigen. Auch die Muskelzellen selbst werden bei einem Fettüberschuss zunehmend insulinresistent. Krafttraining unterstützt sowohl den Fettabbau als auch die Verbesserung der Insulinsensitivität. Dadurch sinkt der Bedarf an Insulin und die Funktion der Bauchspeicheldrüse wird entlastet.

Osteoporose und Sturzprophylaxe Menschen mit Diabetes haben ein erhöhtes Risiko für Osteoporose und Stürze, unter anderem durch Muskelschwund und Gleichgewichtsstörungen. Richtig durchgeführtes Krafttraining erhöht die Knochendichte, verbessert Gleichgewicht und Stabilität und senkt damit das Risiko für Knochenbrüche im Alltag.

Herz-Kreislauf-Gesundheit und Stoffwechsel Typ-2-Diabetiker haben ein erhöhtes Risiko für Herz-Kreislauf-Erkrankungen. Krafttraining kann helfen, dieses Risiko zu senken – durch bessere Blutdruckwerte, günstigere Blutfettwerte, Reduktion von Körperfett und eine verbesserte Energiegewinnung durch die Mitochondrien (Energie-Lieferanten der Zellen).

Stressbewältigung und hormonelle Balance Die Diagnose und das Management von Diabetes sind oft mit Stress verbunden. Krafttraining hilft nachweislich, Stress abzubauen, das Wohlbefinden zu steigern und Symptome von Angst oder Depression zu lindern. Durch die Bewegung wird außerdem das Stresshormon Cortisol reguliert, das bei chronischer Erhöhung den Blutzucker steigen lässt und die Insulinwirkung schwächen kann.

Schutz vor Folgeerkrankungen und Erhalt der Lebensqualität Krafttraining wirkt nicht nur positiv auf den Blutzucker, sondern hilft auch, das Risiko für Folgeerkrankungen zu senken – etwa Herzinfarkt, Schlaganfall, Bluthochdruck oder Fettstoffwechselstörungen. Auch das Risiko für bestimmte Krebsarten oder Depressionen kann verringert werden. Wer regelmäßig Krafttraining betreibt, dämpft Entzündungsprozesse im Körper, schützt die Gefäße und kann so die Lebensqualität und Lebenserwartung deutlich verbessern.

Worauf ist beim Training zu achten?

Bevor man mit regelmäßigem Sport oder Krafttraining beginnt, sollte unbedingt ein Arzt konsultiert werden – insbesondere, wenn Insulin oder blutzuckersenkende Medikamente eingenommen werden. Denn einige Medikamente können in Kombination mit körperlicher Aktivität das Risiko für eine Hypoglykämie (Unterzuckerung) deutlich erhöhen.

Um Unterzuckerungen zu vermeiden, ist es sinnvoll, den Blutzucker vor, während und nach dem Training zu kontrollieren und auf ungewöhnliche Schwankungen zu achten. Vor dem Training sollte der Wert idealerweise im Bereich von 100–200 mg/dl (5,6–13,9 mmol/l) liegen. Liegt der Wert unter 70 mg/dl (3,9 mmol/l), sollte vor dem Training ein kleiner kohlenhydrathaltiger Snack eingenommen werden.

Zu beachten ist auch, dass der Blutzucker während des Trainings vorübergehend ansteigen kann – das ist eine normale körperliche Reaktion auf die Belastung. Gerade bei intensiverem Training schüttet der Körper Stresshormone aus, die kurzfristig Zucker aus der Leber freisetzen und somit den Blutzucker erhöhen können.

Hilft auch Ausdauertraining?

Der wichtigste Schritt ist der Einstieg in ein aktiveres und gesünderes Leben. Jede Form der Bewegung bringt Vorteile – entscheidend ist, überhaupt damit zu beginnen.

Besonders empfehlenswert ist es, zusätzlich zum Krafttraining auch die Alltagsbewegung zu erhöhen: kurze Strecken zu Fuß oder mit dem Rad zurückzulegen, die Treppe statt den Aufzug zu nehmen oder regelmäßige Spaziergänge einzubauen. Solche Maßnahmen steigern nicht nur den Energieverbrauch, sondern wirken sich auch direkt auf den Blutzuckerspiegel aus – sowohl kurzfristig als auch langfristig. Schon ein lockerer Spaziergang nach dem Essen kann helfen, den Blutzuckerspiegel zu senken, da die Muskulatur beim Gehen Zucker aus dem Blut aufnimmt.[2] Bereits 5–10 Minuten Gehen nach den Mahlzeiten zeigt nachweisbare positive Effekte.

Regelmäßige Bewegung verbessert zudem die Insulinsensitivität, unterstützt die Gewichtskontrolle und senkt das Risiko für Herz-Kreislauf-Erkrankungen – alles entscheidende Faktoren für Menschen mit Typ-2-Diabetes.

Auch Ausdauertraining bietet zahlreiche Vorteile: Es vergrößert die Glykogenspeicher, verbessert die Insulinsensitivität, wirkt positiv auf das Herz-Kreislauf-System und unterstützt die Gewichtsregulation.[3] Doch die Kombination aus Alltagsbewegung, moderatem Ausdauertraining und gezieltem Krafttraining bringt die besten Ergebnisse.[4] Optimal sind beispielsweise zwei bis drei Einheiten Krafttraining pro Woche, ergänzt durch zwei Einheiten Ausdauertraining und tägliche Alltagsbewegung.

Gerade zu Beginn empfiehlt es sich, mit kürzeren Einheiten zu starten und Dauer sowie Intensität schrittweise zu steigern. Für Einsteiger eignen sich beispielsweise 20 Minuten Nordic Walking oder Radfahren zwei Mal pro Woche. Lauftraining wie Joggen kann ein späteres Ziel sein – jedoch erst, wenn die Gelenke ausreichend vorbereitet sind, ein stabiler Trainingsgrundstock besteht und das Körpergewicht eine höhere Belastung zulässt.

Wie Krafttraining den Blutzucker beeinflusst

Hoher Blutzucker, gefolgt von einer starken Insulinausschüttung, ist nach dem Essen typisch für Menschen mit Typ-2-Diabetes. Niedrigere Blutzuckerspitzen führen hingegen zu einer moderateren Insulinantwort – und das ist auf vielen Ebenen vorteilhaft.

Denn dauerhaft erhöhte Insulinspiegel bewirken unter anderem:

- Hemmung des Fettabbaus und Förderung der Fetteinlagerung
- im weiteren Verlauf: Gewichtszunahme
- dauerhafte Überforderung der Bauchspeicheldrüse
- Heißhungerattacken durch raschen Blutzuckerabfall
- Müdigkeit und Energielosigkeit
- Förderung chronisch-entzündlicher Prozesse im Körper
- erhöhtes Risiko für Herz-Kreislauf-Erkrankungen

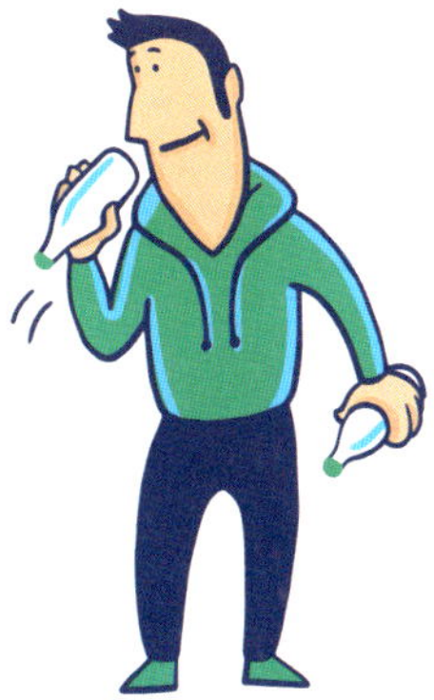

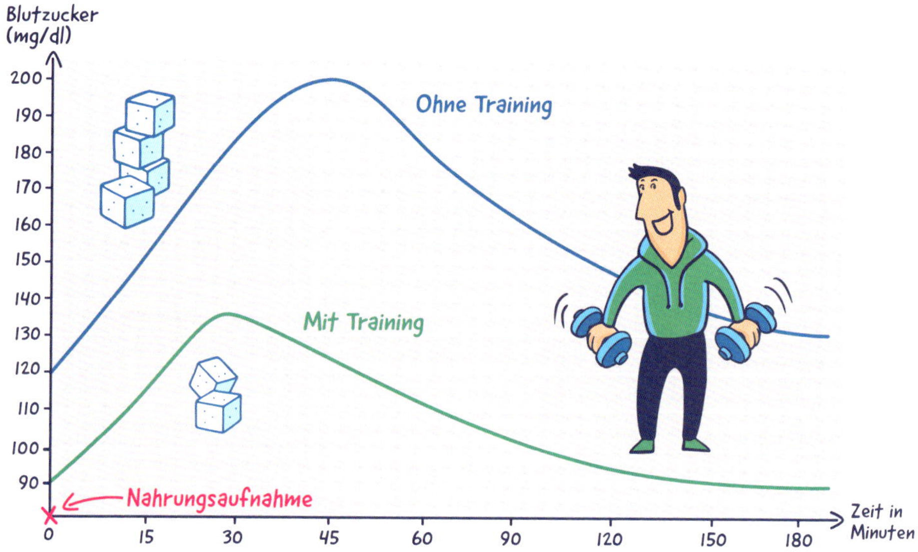

Schematisch dargestellter postprandialer Blutzuckerverlauf mit und ohne vorangegangenes Krafttraining

Die Abbildung zeigt, wie sich der Blutzuckerspiegel mit und ohne vorangegangenem Training entwickeln könnte. Ohne Training steigt der Blutzucker stärker und bleibt länger erhöht, während er mit Training weniger stark ansteigt und schneller wieder absinkt.

Es kommt auch auf die Ernährung an

Neben Bewegung und Krafttraining hat auch die Ernährung einen starken Einfluss auf die Blutzuckerdynamik. Eine gezielte, kohlenhydratreduzierte Ernährung kann helfen, Blutzuckerspitzen abzuflachen und damit langfristig sowohl Insulinspiegel als auch Stoffwechsel zu entlasten.

Dabei sollte man sein Augenmerk insbesondere auf folgende Maßnahmen legen:

Kalorien reduzieren Wie bereits erklärt (Seite 11), ist Übergewicht, insbesondere viszerales Bauchfett, einer der Haupttreiber von Typ-2-Diabetes. Es fördert die Insulinresistenz unter anderem über entzündungsfördernde Botenstoffe. Schon ein Gewichtsverlust von 5–10 % kann die Blutzuckerwerte deutlich verbessern und in manchen Fällen sogar zu einer Remission führen.[5] Bewegung erhöht zwar den Kalorienverbrauch, entscheidend für eine negative Energiebilanz bleibt jedoch meist die Ernährung.

Kohlenhydrate reduzieren Eine kohlenhydratreduzierte Ernährung hilft, Blutzuckerspitzen abzuflachen, den Insulinbedarf zu senken, die Gewichtsreduktion zu unterstützen und sogar die Insulinsensitivität zu erhöhen. So zeigt zum Beispiel eine Metaanalyse,[6] dass eine moderate Low-Carb-Ernährung mit 50–130 g Kohlenhydraten pro Tag den HbA_{1c} innerhalb von sechs Monaten deutlich verbessert (um durchschnittlich −0,5 Prozentpunkte). Komplexe Kohlenhydrate wie Vollkornprodukte und Hülsenfrüchte sollten als Kohlenhydratquellen bevorzugt werden, da sie langsamer ins Blut übergehen, länger sättigen und die Insulinantwort stabilisieren (also eine niedrige glykämische Last haben). Wichtig: Fruktose aus natürlichen Lebensmitteln wie Obst stellt in der Regel kein Problem dar – problematisch ist vor allem die isolierte, konzentrierte Form (z. B. in Säften, Sirup oder verarbeiteten Süßigkeiten). Ein dauerhaft hoher Fruktosekonsum, etwa über Fruchtsäfte oder Süßwaren, kann zur Fettleber, zu Insulinresistenz und einem erhöhten kardiovaskulären Risiko führen. Ferner sollten zuckerhaltige Getränke wie Limonaden und Säfte gemieden werden, denn sie lassen den Blutzucker rasch ansteigen und fördern Heißhunger.

Tipp: Produkte wie kohlenhydratreduzierte Pasta enthalten oft mehr Ballaststoffe und belasten den Blutzucker weniger stark, achten Sie auf die Nährwertangaben auf der Rückseite der Verpackung und auf die glykämische Last.

Ballaststoffmenge erhöhen Ballaststoffe verlangsamen die Glucoseaufnahme im Darm und senken damit die Blutzucker- und Insulinspitzen nach dem Essen. Zudem fördern sie die Darmgesundheit und unterstützen die Produktion kurzkettiger Fettsäuren wie Butyrat, die entzündungshemmend wirken und den Stoffwechsel positiv beeinflussen. Eine große Metaanalyse zeigt, dass eine ballaststoffreiche

Ernährung mit mindestens 25–30 g pro Tag nicht nur das Risiko für Typ-2-Diabetes senkt, sondern auch bei bereits bestehender Erkrankung Vorteile bringt: HbA_{1c} und Blutzuckerwerte verbessern sich, das Gewicht lässt sich leichter kontrollieren und auch Herz-Kreislauf-Erkrankungen treten seltener auf.[7] Empfohlen werden daher mindestens 25 g Ballaststoffe pro Tag – tatsächlich liegt die durchschnittliche Aufnahme meist bei weniger als 10 g. Bekannt ist auch, dass bei noch höherer Ballaststoffzufuhr das Risiko für Herz-Kreislauf-Erkrankungen, Darm- und Brustkrebs reduziert ist.

Gute Ballaststoffquellen sind ballaststoffreiche Samen, Gemüse, Hülsenfrüchte, Beeren, Vollkornprodukte und Haferflocken.

Proteinzufuhr erhöhen Mehr Bewegung, insbesondere Krafttraining, erhöht den Bedarf an Proteinen. Eiweißreiche Lebensmittel fördern den Muskelaufbau und -erhalt, verbessern das Sättigungsgefühl, erhöhen den Kalorienverbrauch über die Verdauung (Thermogenese) und helfen, Heißhunger zu vermeiden.

Für Menschen mit bestehendem Typ-2-Diabetes wirkt sich eine proteinreiche Ernährung (25–32 % der Kalorien) positiv auf Körpergewicht und HbA_{1c} aus, ohne dass dabei negative Veränderungen bei Blutdruck oder Cholesterin auftreten.[8] Dabei sollten magere und vor allem pflanzliche Proteinquellen bevorzugt werden, da sie sich günstig auf Blutzucker und Herz-Kreislauf-Gesundheit auswirken.[9] Bei Niereninsuffizienz ist Vorsicht geboten, dann sollte man ärztlichen Rat einholen.

Hauptmahlzeit nach dem Training einplanen Nach körperlicher Aktivität ist die Insulinwirkung in den Muskelzellen für mehrere Stunden deutlich erhöht. Wer seine kohlenhydratreichste Mahlzeit innerhalb von 2–3 Stunden nach dem Training einnimmt, profitiert von einer verbesserten Glucoseverwertung und geringeren Blutzuckerspitzen. Zudem unterstützt dieses Timing die Regeneration und Glykogenauffüllung, vor allem nach intensiveren Einheiten (siehe dazu auch die Abbildung »Schematisch dargestellter postprandialer Blutzuckerverlauf«, Seite 20).

Ausreichend trinken Für Menschen mit Typ-2-Diabetes ist eine ausreichende Flüssigkeitszufuhr besonders wichtig. Wasser unterstützt viele Stoffwechselvorgänge, schützt vor Dehydrierung und hilft, den Kreislauf und die Nieren zu entlasten.

Bei stark erhöhtem Blutzucker kann der Körper vermehrt Glucose über die Nieren ausscheiden (Glukosurie) – ausreichend Flüssigkeit hilft dann, diesen Prozess zu unterstützen. Allerdings handelt es sich dabei eher um einen Notmechanismus und nicht um ein Behandlungsziel. Empfohlen werden mindestens 1,5–2,5 Liter Flüssigkeit pro Tag, abhängig von Bewegung, Außentemperatur und individueller Situation.

Geeignete Getränke sind Wasser oder ungesüßter Tee. Meiden sollte man hingegen Limonaden, reine Fruchtsäfte und Alkohol.

Hinweis Die in diesem Buch vorgestellten Ernährungsempfehlungen und Strategien basieren auf wissenschaftlichen Erkenntnissen und praktischen Erfahrungen. Sie ersetzen jedoch keine individuelle Beratung durch Ärzt*innen, Ernährungsberater*innen oder Diabetes-Expert*innen. Besonders bei bestehenden Erkrankungen oder Medikamenteneinnahme sollte jede Ernährungsumstellung mit Fachpersonal abgestimmt werden.

Fazit

Diabetesmanagement bedeutet nicht nur, Symptome zu behandeln, sondern auch, die zugrunde liegenden Stoffwechselstörungen gezielt zu verbessern. Neben der medikamentösen Therapie bilden regelmäßige Bewegung, gezieltes Training und eine angepasste Ernährung die zentralen Säulen der Prävention und Behandlung.

Die wichtigsten Ziele im Überblick:

- Reduktion des Körpergewichts – insbesondere des viszeralen Bauchfetts
- Aufbau und Erhalt von Muskelmasse mittels Krafttraining
- Integration von Bewegung in den Alltag
- eine kalorienbewusste, kohlenhydratreduzierte und gleichzeitig eiweiß- sowie ballaststoffreiche Ernährung

Training bei Bluthochdruck

Krafttraining kann sich sehr positiv auf den Bluthochdruck auswirken. Es verbessert die Gefäßfunktion, senkt langfristig den Blutdruck und stärkt das Herz-Kreislauf-System.

Wichtig ist dabei, auf kontrollierte, flüssige Bewegungen zu achten und Trainingsformen zu wählen, die den Kreislauf nicht übermäßig belasten.

Folgende Punkte sind besonders zu beachten:

- nicht bis zur völligen Erschöpfung trainieren
- Pressatmung vermeiden – stattdessen bewusst gleichmäßig atmen
- keine abrupten oder ruckartigen Bewegungen ausführen
- die Belastung langsam und individuell steigern

Sehr gute Ergebnisse zeigen sich auch beim sogenannten isometrischen Training – also dem statischen Halten von Positionen. Studien belegen, dass diese Trainingsform, besonders bei regelmäßigem Einsatz, zu spürbaren Blutdrucksenkungen führen kann.[10] Auch das Aufteilen von Wiederholungen kann helfen, beim dynamischen Krafttraining Blutdruckspitzen zu vermeiden. Anstatt beispielsweise 15 Wiederholungen am Stück zu absolvieren, kann man 3 Serien à 5 Wiederholungen mit jeweils 10 Sekunden Pause dazwischen absolvieren.[11]

Isometrische (haltende) Übungen als Training gegen Bluthochdruck sind etwa Planks (Seite 94), Kniebeugen (Squat, Seite 54), Beckenheben, (Seite 58) und Side Plank (Seite 70). Sie wirken wie ein gezielter Reiz für die Blutdruckregulation – kurz, aber wirkungsvoll. Die Kombination aus Gefäßanpassung, verbesserter Regulation und einfacher Durchführbarkeit macht sie zu einer besonders effektiven Methode zur Blutdrucksenkung.

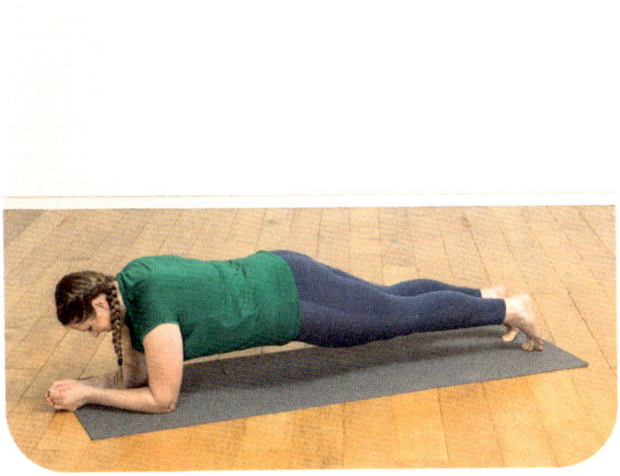

Plank (Seite 94)

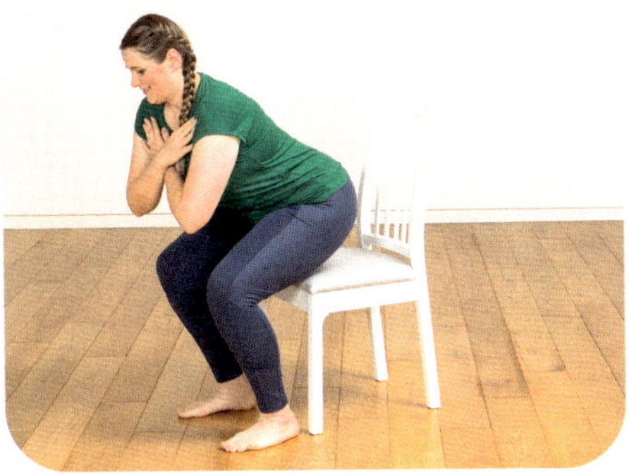

Beidbeinige Kniebeuge (Seite 54)

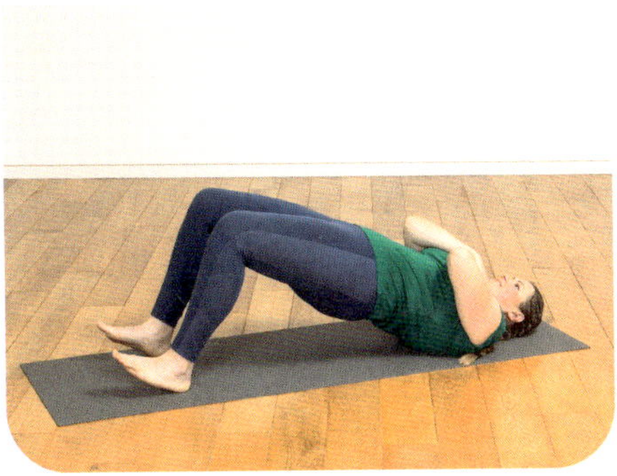

Beckenheben (Seite 58)

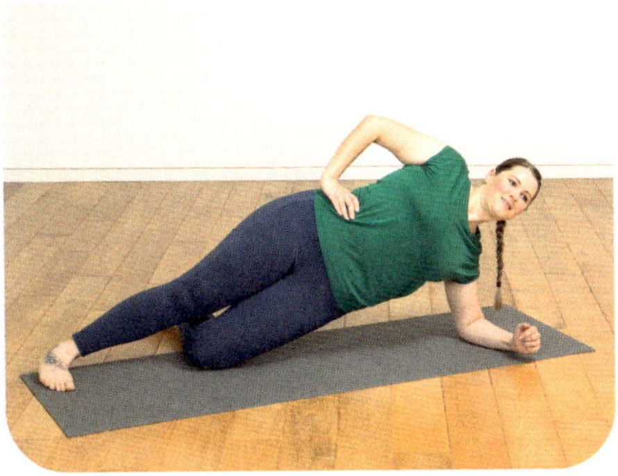

Side Plank isometrisch (Seite 70)

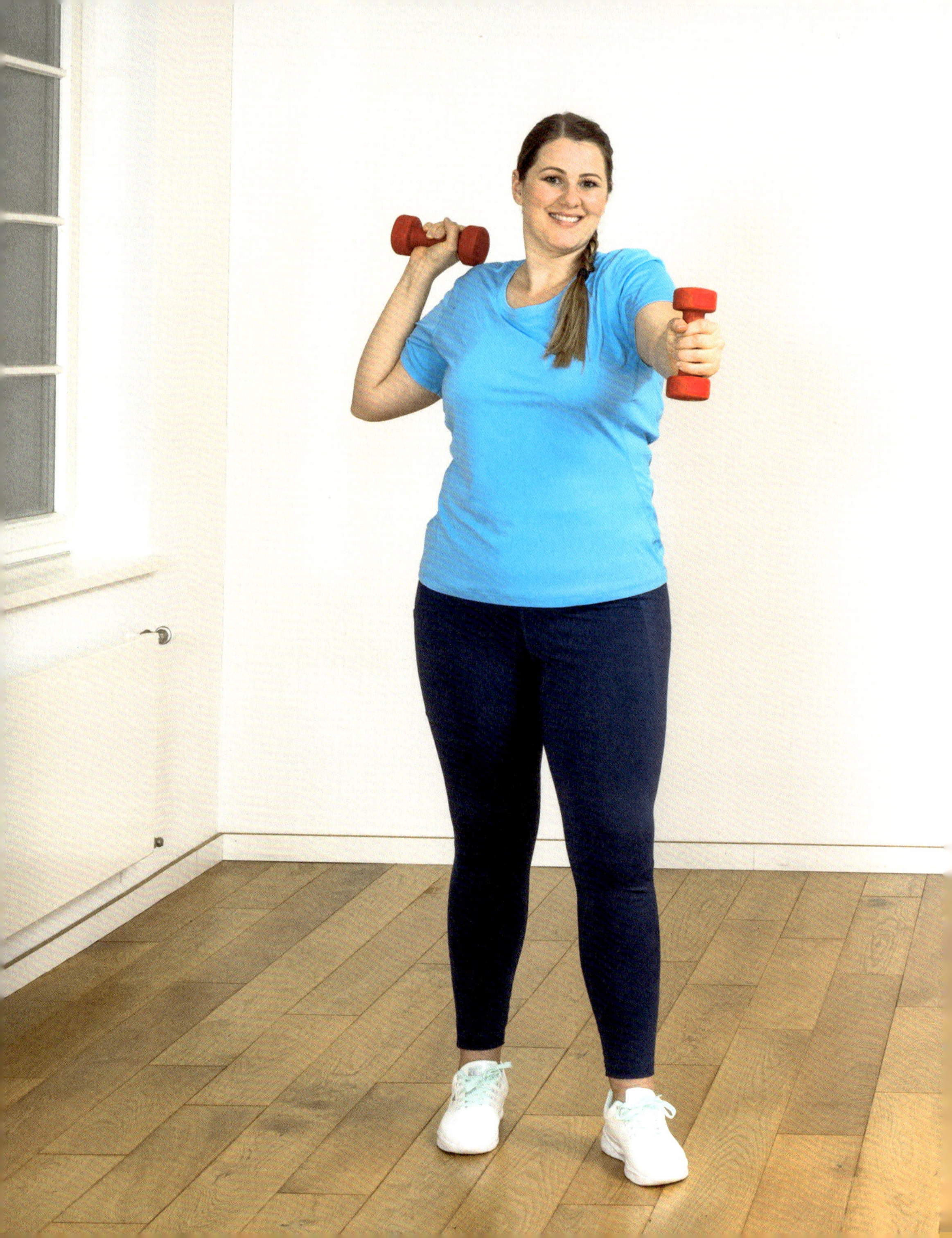

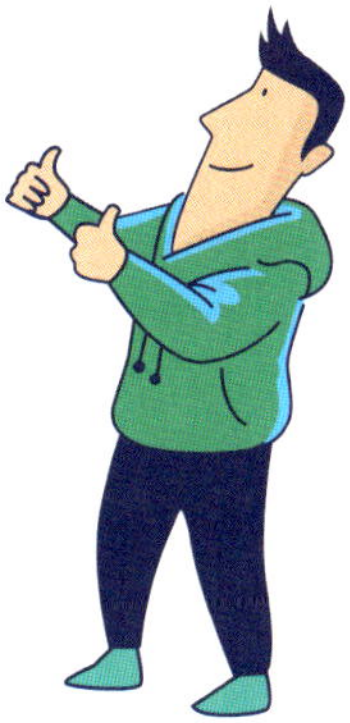

Mit Krafttraining gegen Diabetes

Jetzt geht es los: Schon mit einfachen Übungen lässt sich viel bewirken! Praktischerweise lassen sich einige auch gut in den Büroalltag einbauen.

Das Training richtig gestalten

Beim Krafttraining sollten bevorzugt Übungen gewählt werden, die große Muskelgruppen gleichzeitig beanspruchen – sogenannte Mehrgelenksübungen (Grundübungen), die viele Muskelfasern aktivieren.

Die gleichzeitige Aktivierung mehrerer Muskelfasern ist deshalb so wichtig, weil dadurch der Energieverbrauch gesteigert, die Glucoseaufnahme verbessert und die Insulinsensitivität spürbar erhöht wird. Die Namen und die Funktion der größten Muskeln im menschlichen Körper habe ich in der folgenden Tabelle zusammengefasst, sodass Sie bei der Auswahl Ihrer Übungen gleich sehen können, welcher Muskel für welche Körperfunktion zuständig ist.

Einstieg ins Krafttraining

Ein guter Einstieg in das Training besteht aus zwei Ganzkörpereinheiten pro Woche, bei denen alle großen Muskelgruppen jedes Mal belastet werden. Dafür eignen sich die vier grundlegenden Bewegungsmuster: Kniebeuge, Hüftstreckung, Drückbewegung und Zugbewegung (diese werden auf Seite 44–51 genau erklärt). Sie aktivieren große Muskelgruppen, verbessern Haltung, Kraft, Stoffwechsel und fördern langfristig die Insulinsensitivität. Übungen dieser Bewegungsmuster werden in diesem Buch als Grundübungen vorgestellt. Beim Oberkörpertraining sollten Zugbewegungen mehr Beachtung bekommen als Drückbewegungen, weil sie Haltung und Schultergesundheit stärker unterstützen; orientieren Sie sich an einem Verhältnis von mindestens einem Satz mehr Zug- als Drückbewegung (z. B. 2:1 oder 3:2). Ein Satz besteht aus mehreren Wiederholungen, die möglichst bis kurz vor die letzte technisch saubere Ausführung durchgeführt werden. Das Training darf fordernd sein, die Übungen sollten aber stets kontrolliert und sauber ausgeführt werden. Gerade am Anfang empfiehlt es sich, auf die letztmöglichen zwei oder drei Wiederholungen zu verzichten, um Überlastungen oder starken Muskelkater zu vermeiden. Kleine Muskelgruppen müssen am Anfang nicht separat trainiert werden, da sie bei den Grundübungen automatisch als Unterstützer (Synergisten) mitarbeiten.

Die größten Muskeln

Lateinischer Name	Deutscher Name	Hauptfunktion
Gluteus maximus	Großer Gesäßmuskel	Hüftstreckung, Stabilisation des Beckens
Quadriceps femoris	Oberschenkelvorderseite	Kniestreckung
Ischiocrurale Muskulatur	Oberschenkelrückseite	Kniebeugung, Hüftstreckung
Latissimus dorsi	Breiter Rückenmuskel	Armziehen nach unten und hinten
Trapezius	Trapezmuskel (alle Anteile)	Schulterblattbewegung: zurückziehen, heben, senken, drehen, stabilisieren
Pectoralis major	Großer Brustmuskel	Armadduktion, Schulterbeugung, Innenrotation
Gluteus medius	Mittlerer Gesäßmuskel	Abduktion des Oberschenkels, Stabilität beim Gehen
Gastrocnemius	Zwillingswadenmuskel	Fußstreckung, Kniebeugung
Deltoideus	Deltamuskel (Schulter)	Armhebung, Innen- und Außenrotation
Rectus abdominis	Gerader Bauchmuskel	Rumpfbeugung, Bauchpresse

Variation

Abwechslung schützt vor Überlastung und macht das Training effektiver. Variieren Sie deshalb die Übungen zwischen den Einheiten – zum Beispiel am Montag eine andere Kniebeuge-Variante als am Donnerstag. So verbessern Sie Technik, Koordination und Muskelaufbau. Bei den Grundübungen werden pro Level zwei Varianten vorgestellt. Sie können dabei auch auf leichtere Übungen aus früheren Levels zurückgreifen und diese mit Hanteln oder mehr Wiederholungen erschweren (z. B. klassische Kniebeuge mit Zusatzgewicht).

Wichtig

Bevor Sie mit dem Training beginnen, stellen Sie sicher, dass Sie die Freigabe Ihres Arztes bzw. Ihrer Ärztin oder Ihrer Diabetologin bzw. Ihres Diabetologen erhalten haben und Ihre Medikation angepasst ist, falls Sie Medikamente einnehmen. Sollten Sie während einer Übung Schmerzen oder starkes Unwohlsein verspüren, brechen Sie die Übung sofort ab und lassen Sie dies medizinisch abklären.

Zusätzlich zu je einer Übung der vier Bewegungsmuster ist es nach ein wenig Trainingsroutine empfehlenswert, Übungen für Rumpf, Schultern, Waden und Arme ins Training einzubauen. Diese sind nicht zwingend in jedem Training erforderlich, können die Grundübungen jedoch sinnvoll ergänzen. Sie werden alle Zusatzübungen im Praxisteil (Seite 52) kennlernen. Man könnte so z. B. zusätzlich zu den vier Grundübungen die Zusatzübungen jedes Training abwechseln, sodass man zumindest jede weitere Muskelgruppe einmal wöchentlich belastet.

Übungsabfolge und Supersätze

Um Zeit zu sparen, sollten Sie sogenannte Supersätze nutzen – dabei werden zwei Übungen unterschiedlicher Muskelgruppen im Wechsel trainiert. Denn während sich die eine Muskelgruppe erholt, wird eine andere belastet. Besonders empfehlenswert ist die Kombination aus einer Oberkörper- und einer Unterkörperübung. Bei den Zusatzübungen können Gegenspieler-Muskeln (Antagonisten: z. B. Bizeps und Trizeps) oder unterschiedliche Muskeln im Supersatz kombiniert werden.

Nach jeder Übung sollten Sie je nach Anstrengung 20–45 Sekunden pausieren – bei Bedarf auch länger. Es ist kein Nachteil, sich mehr Erholung zu gönnen, solange das Training insgesamt nicht zu lange dauert und Sie die Motivation nicht verlieren.

Progression und Dokumentation

Sie werden sehen, dass ähnliche Übungen in den verschiedenen Schwierigkeitsstufen vorkommen. Das ist Absicht – und sehr effektiv. Denn wiederkehrende Bewegungsmuster geben Ihnen Sicherheit: Sie schaffen Routine und verringern so das Verletzungsrisiko. Gleichzeitig erleben Sie spürbaren Fortschritt, weil Sie deutlich merken, wie Sie von Woche zu Woche stärker werden – ein wichtiger Motivationsfaktor. Die Einfachheit des Programms macht es zudem leicht umsetzbar: Weniger neue Übungen bedeuten, dass mehr Zeit ins eigentliche Training fließt statt ins ständige Umlernen. Hinzu kommt die Alltagstauglichkeit – alle Bewegungen sind direkt aus Ihrem Alltag abgeleitet, etwa Aufstehen, Tragen oder Stützen. Durch den schonenden Aufbau steigern Sie sich Schritt für Schritt, ohne Gelenke oder Muskeln zu überlasten. Das Fazit: Wenige, gezielt ausgewählte Übungen in passender Schwierigkeit bringen Ihnen maximale Sicherheit, sichtbaren Fortschritt und mehr Lebensqualität.

Der Fortschritt entsteht durch schrittweise Steigerung. Das kann auf mehreren Wegen erfolgen:

- mehr Wiederholungen durchführen
- die Anzahl der Sätze erhöhen
- schwierigere Varianten: Wenn Sie eine Übung etwa 15–20 × technisch sauber schaffen, wechseln Sie zur nächsten Stufe.
- schwerere Gewichte oder Bänder verwenden
- mehr Trainingseinheiten durchführen: Bauen Sie alle paar Wochen oder Monate eine weitere Trainingseinheit in Ihr Pensum ein, bis maximal vier pro Woche.

Verteilen Sie die Einheiten gleichmäßig über die Woche und machen Sie mindestens 36 Stunden Pause, bevor Sie dieselbe Muskelgruppe erneut intensiv belasten. Bei starkem Muskelkater lieber noch einen zusätzlichen Tag pausieren – Regeneration ist ein wichtiger Teil des Fortschritts, denn in den Ruhepausen wird Muskulatur aufgebaut.

Notieren Sie Übungen, Sätze und Wiederholungen nach jeder Einheit. So machen Sie Fortschritte sichtbar, bleiben motiviert und stellen sicher, dass Sie sich stetig steigern. Schon kleine Verbesserungen – eine Wiederholung mehr, ein saubererer Bewegungsablauf – zeigen, dass Sie auf dem richtigen Weg sind.

Aufwärmen nicht vergessen!

Allgemein gilt: Vor jedem Krafttraining sollte man ein kurzes Aufwärmprogramm durchführen, um den Körper optimal auf die Belastung vorzubereiten und das Verletzungsrisiko zu minimieren. Dafür zeige ich Ihnen geeignete Übungen, die zugleich die Wirbelsäule (Seite 34), die Beine (Seite 40) und den Oberkörper (Seite 42) aktivieren. Auch Stretchings (Seite 36) und Stabilitätsübungen (Seite 40) eignen sich gut zum Aufwärmen. Ein effektives Warm-up steigert die Durchblutung und verbessert die Beweglichkeit, so kann man die eigentlichen Übungen sicherer und effizienter ausführen. Wie lange und intensiv das Warm-up ausfällt, hängt von der verfügbaren Zeit und von persönlichen Vorlieben ab, denn selbst wenige Minuten haben bereits einen positiven Effekt.

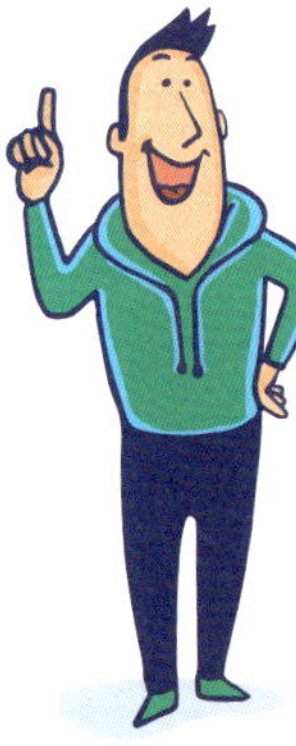

Um den Körper auf bevorstehende Belastungen vorzubereiten, sollte man beim Aufwärmen möglichst alle großen Gelenke aktiv durchbewegen. Ein kurzes, aber effektives Warm-up kann zum Beispiel aus folgenden vier Übungen mit jeweils fünf Wiederholungen bestehen: Wirbelsäulen-Extension an der Wand (Seite 35), Kniebeuge (Seite 54), Einbeinstand mit Armkreisen (Seite 40) und Standwaage (Seite 41). Diese Kombination mobilisiert Wirbelsäule, Schultern, Hüften und Knie und aktiviert gleichzeitig Rumpf und Gleichgewicht – ideal, wenn wenig Zeit zur Verfügung steht. Wer sich etwas länger aufwärmen möchte und sich in einem fortgeschrittenen Level befindet, kann zusätzlich je einen Satz der vier Grundübungen aus dem Einsteiger-Level mit je 10 Wiederholungen durchführen.

Zubehör

Damit Sie sofort loslegen können, ist das Training in diesem Buch bewusst mit minimalem Zubehör geplant. Der eigene Körper ist ein hervorragendes Trainingsgerät, da sich viele effektive Übungen ohne Geräte durchführen lassen, egal ob zu Hause, im Büro oder unterwegs.
Für Übungen, die im Liegen ausgeführt werden, können Sie sich auf einen Teppich oder eine Matte legen. Für einige Zugbewegungen benötigen Sie ein Gymnastikband. Am besten beginnt man mit einem leichten Band, Fortgeschrittene können dann zu einem festeren übergehen. Zusätzlich können Sie Wasserflaschen (zum Beispiel mit 0,5 l) als Gewichte nutzen oder später, im Profi-Level, zu Kurzhanteln (oder auch zu verstellbaren Hanteln) wechseln, wenn Sie mehr Intensität wünschen. Auch hier beginnt man am besten mit leichteren Gewichten und steigert sich im Trainingsverlauf.
Der große Vorteil des Trainings zu Hause ist: Sie sparen sich den Weg ins Studio, können Ihre Einheiten flexibel einbauen und auch kurze tägliche Workouts problemlos umsetzen. Ganz nebenbei sparen Sie dabei auch noch bares Geld.

Haftungsausschuss

Die in diesem Buch bereitgestellten Informationen wurden mit größter Sorgfalt recherchiert und nach bestem Wissen und Gewissen zusammengestellt. Dennoch kann keine Gewähr für die Vollständigkeit, Richtigkeit oder Aktualität der Inhalte übernommen werden – insbesondere, da sich medizinische Erkenntnisse und Empfehlungen laufend weiterentwickeln.
Dieses Buch ersetzt keine ärztliche Diagnose oder Behandlung. Holen Sie im Zweifel immer fachlichen Rat ein, insbesondere bei bestehenden Vorerkrankungen oder Beschwerden.
Die Ausführung der beschriebenen Übungen erfolgt auf eigene Verantwortung und Gefahr. Der Autor übernimmt keine Haftung für Verletzungen, Schäden oder gesundheitliche Folgen, die aus der Anwendung der Inhalte entstehen könnten. Bitte achten Sie auf Ihren Körper und trainieren Sie achtsam.

Warm-up: Mobilisation der Wirbelsäule

Idealerweise mobilisiert man die Wirbelsäule vor dem eigentlichen Krafttraining, um sie auf die weiteren Übungen vorzubereiten. Diese Übungen eignen sich auch zur Prävention oder zur Besserung von Rückenproblemen und Steigerung der Wirbelsäulenbeweglichkeit.

Die folgenden Aufwärmübungen sind perfekt für jeden, den gelegentlich der Rücken zwickt. Die Wirbelsäulenmobilisation und -kräftigung kann bei Rückenproblemen täglich durchgeführt werden. Wichtig ist, alle Übungen kontrolliert auszuführen!

Cat-Cow

Im Vierfüßlerstand abwechselnd den Rücken einrunden (Katzenbuckel) und wieder strecken, um die gesamte Wirbelsäule zu mobilisieren. Ich empfehle allen, die gelegentlich Rückenschmerzen haben, das täglich auszuführen. 5 × wdh.

Wirbelsäulenrotation

Im Vierfüßlerstand langsam den Oberkörper nach links und rechts rotieren, mit dem Blick dabei der Hand folgen. Diese Übung aktiviert die Rumpfmuskulatur und verbessert die Rotationsfähigkeit, vor allem in der Brustwirbelsäule. 3 × je Seite wdh. ❶

Schultern kreisen

Die Schultern langsam nach hinten und nach vorne kreisen – das löst Verspannungen im Schultergürtel. Sehr empfehlenswert bei Nackenschmerzen. 5 × je Richtung wdh.

Kopf drehen

Den Kopf langsam von Seite zu Seite drehen, Schultern dabei aktiv nach unten ziehen. Diese Übung lockert ebenfalls die Nackenmuskulatur und wird bei Nackenschmerzen empfohlen. 3 × je Seite wdh.

Wirbelsäule seitlich neigen

Den Oberkörper abwechselnd zu beiden Seiten neigen – so wird die seitliche Rumpfmuskulatur gedehnt und die Wirbelsäule mobilisiert. 3 × je Seite wdh.

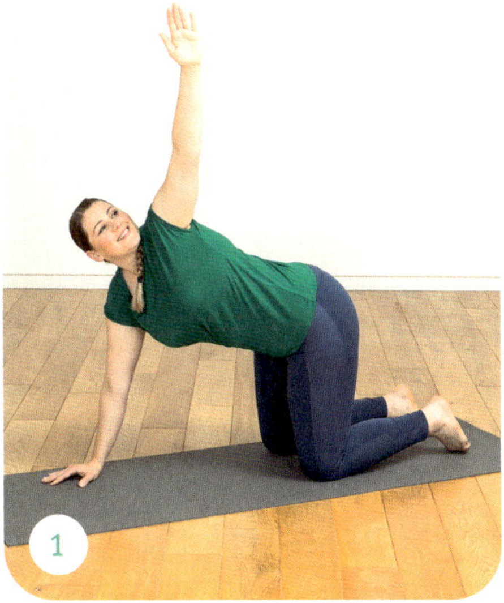

Wirbelsäulen-Extension an der Wand

Mit dem Gesäß an der Wand stehen und die Wirbelsäule einrollen und strecken – so werden alle Rückenstrecker gekräftigt und mobilisiert. 3–5 × wdh. ❷

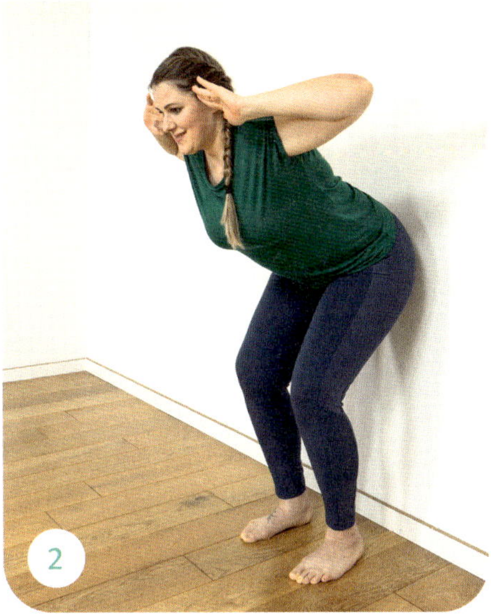

Warm-up: Vorbereitendes Stretching

Intensives Dehnen vor maximalen Kraftanstrengungen oder Sprints kann zwar die Leistungsfähigkeit beeinträchtigen und die Verletzungsgefahr erhöhen, aber moderates Stretching im Rahmen eines gesundheitsorientierten Krafttrainings ist sehr empfehlenswert.

Es ist erwiesen, dass leichtes Dehnen die Beweglichkeit verbessern und helfen kann, den Körper auf die bevorstehenden Übungen vorzubereiten. Sie können das Stretching grundsätzlich täglich durchführen, am besten, wenn Sie bereits leicht aufgewärmt sind, etwa durch einen Spaziergang. Achten Sie darauf, dass Sie dabei keinen Schmerz verspüren, eher einen angenehmen Zug. Halten Sie diesen zumindest 45 Sekunden und wiederholen Sie das mehrmals.

Frog Stretch

In den Vierfüßlerstand gehen und die Knie weit nach außen schieben, sodass die Fußinnenseiten den Boden berühren. Das Gesäß mit neutralem Rücken langsam nach hinten und die Fersen nach außen schieben, bis eine Dehnung zu spüren ist. 1

Diese Übung dehnt die Innenseite der Oberschenkel und öffnet die Hüfte. Wenn Sie nun die Füße heben, wird zusätzlich die Hüftinnenrotationsbeweglichkeit verbessert.

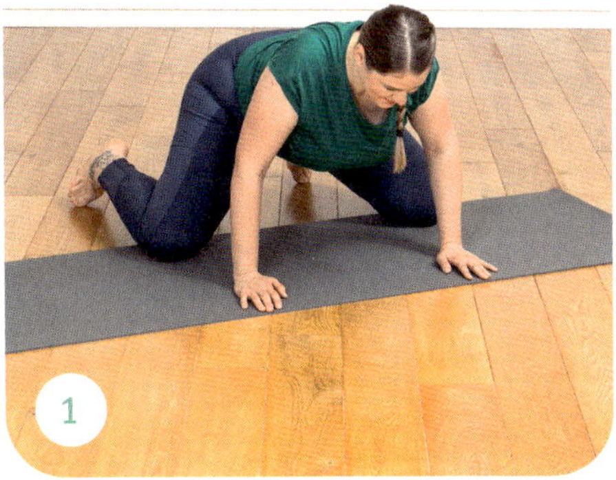

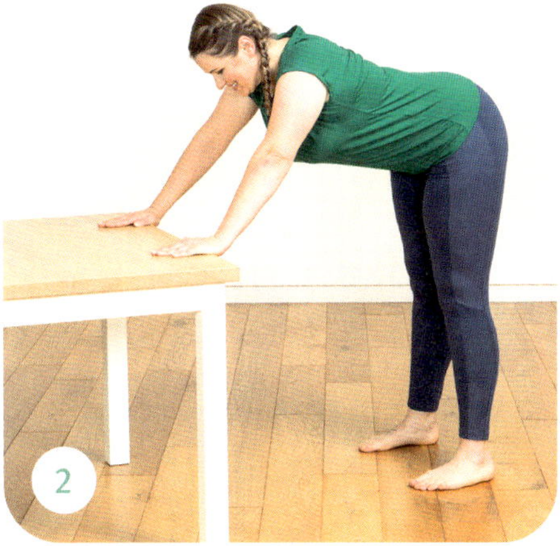

Hamstring Stretch (Beinrückseite)

Im Stand mit den Händen gegen einen Tisch stützen, den Oberkörper mit geradem Rücken nach vorne beugen und das Gesäß dabei nach hinten schieben, bis eine Dehnung an der Oberschenkelrückseite spürbar ist. Der Rücken sollte dabei durchgehend gerade bleiben. ❷

Diese Übung ist auch als Technik-Übung für Kniebeugen und Hip-Hinge-Bewegungen sehr empfehlenswert, da man dabei übt, den Rücken auch in der Beugung nach vorne gerade zu halten. Bei Rückenschmerzen ebenso eine sehr empfehlenswerte Übung.

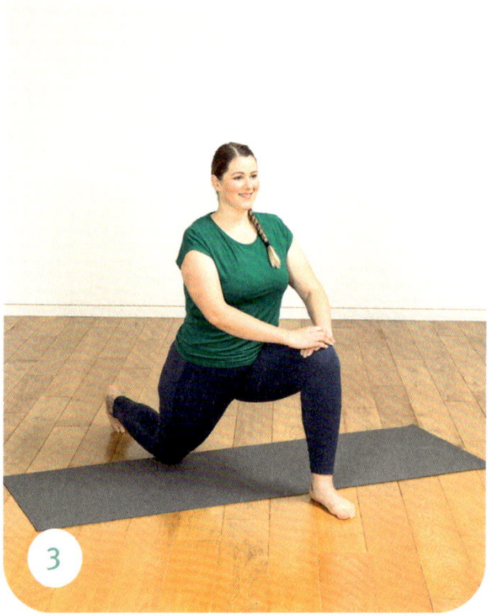

3

Hüftbeuger-Stretch

Mit aufrechtem Oberkörper auf den Boden knien und ein Bein vor dem Körper aufstellen. Dabei das Becken leicht nach hinten kippen und die Hüfte nach vorne schieben, ohne ins Hohlkreuz zu fallen. Dabei ist eine Dehnung in der Leiste des hinteren Beins spürbar. Den Oberkörper aufrecht halten und Bauch und Gesäß anspannen. ❸

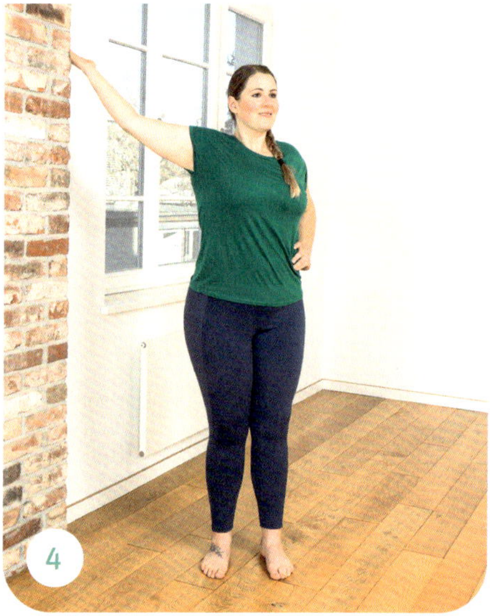

4

Brustdehnung

Eine Hand seitlich vom Körper an eine Mauerkante legen. Die Handfläche zeigt dabei nach oben. Ein Bein langsam nach vorne schieben, bis eine Dehnung in der Brust spürbar ist. Den Oberkörper aufrecht halten und Bauch und Gesäß leicht anspannen, um ein Hohlkreuz zu vermeiden. Diese Übung hilft auch gegen schlechte Haltung durch ständiges Sitzen. ❹

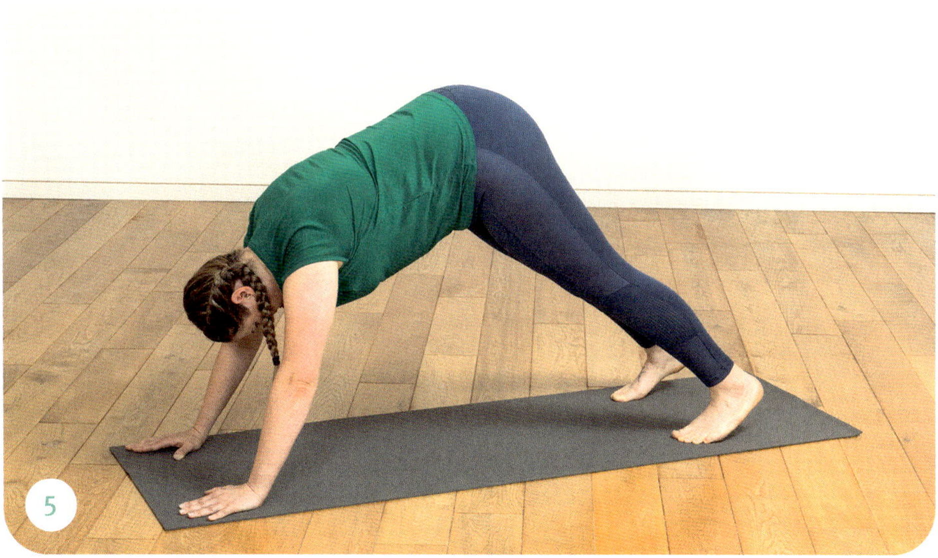
5

Waden-Dehnung im Liegestütz

In den Liegestütz gehen, dabei Hände unter den Schultern aufsetzen und den Körper in einer Linie halten. Nun beide Fersen aktiv in Richtung Boden drücken, die Knie strecken, das Gesäß nach oben führen, bis eine Dehnung in den Waden wahrnehmbar ist. 5

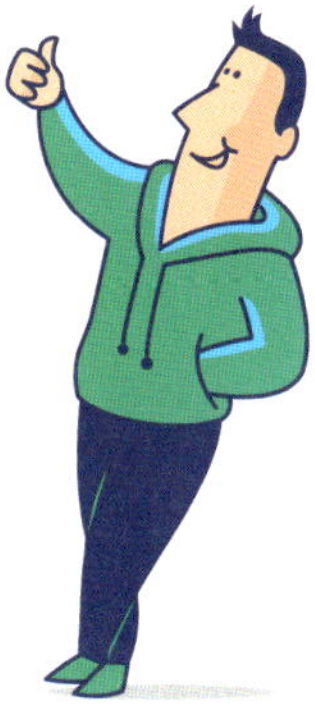

Warm-up: Beine, Balance und Stabilität

Diese Übungen verbessern das Gleichgewicht sowie die Stabilität von Sprunggelenken, Hüfte und Rumpf und können als Warm-up oder täglich als Mini-Training absolviert werden. Sie sind besonders wichtig, wenn neuromuskuläre Defizite bestehen.

Einbeinstand

Auf ein Bein stellen und die Position 20–30 Sekunden halten, dabei geradeaus blicken. Auf einen stabilen Fuß und ein stabiles Sprunggelenk achten. Das schult Gleichgewicht und Fußstabilität.

Einbeinstand mit Armkreisen

Auf einem Bein stehend beide Arme in großen Kreisen bewegen. Dabei über die Schulterblätter aus dem Schultergürtel heraus arbeiten. Das schult Balance, Rumpfstabilität, Schulterbeweglichkeit und Koordinationsfähigkeit. 5 × pro Bein und Richtung wdh.

Knie beugen

Im aufrechten Stand eine Ferse über die Kniebeugung Richtung Gesäß führen. Das bringt Bewegung in Kniegelenke und bereitet auf Beinübungen vor. 10 × pro Bein wdh. ❶

Einbeinig vorgebeugt das Bein bewegen

Im Stand den Oberkörper mit geradem Rücken nach vorne beugen, Arme hängen lassen. Ein Bein dabei aus der kompletten Hüftstreckung nach vorne zum Arm bewegen. Auf eine kontrollierte Bewegung achten und den Rücken stabil halten. 3 × pro Bein wdh. ❷

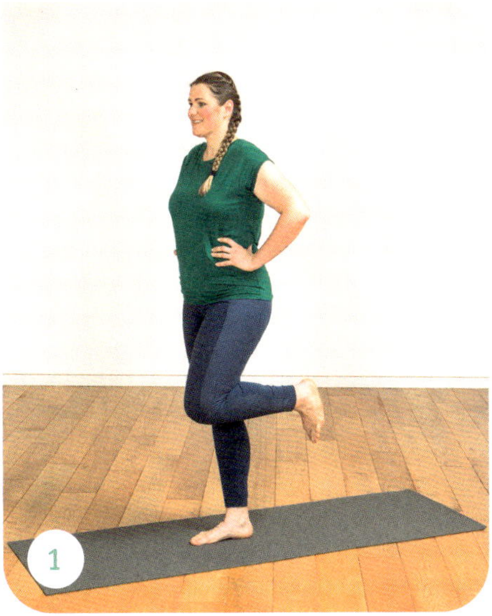

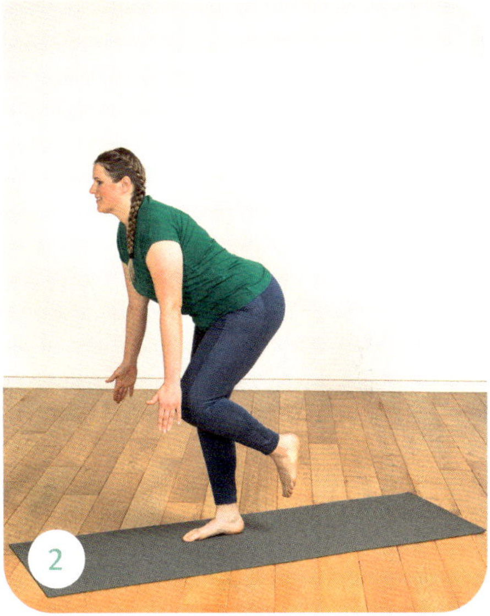

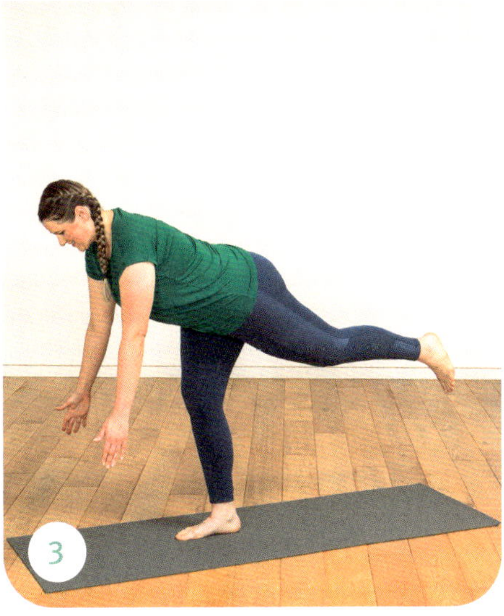

Standwaage

Im Einbeinstand den Oberkörper langsam nach vorne neigen, dabei das freie Bein in einer Linie mit dem Oberkörper nach hinten strecken, bis sie fast parallel zum Boden ausgerichtet sind. Das trainiert Gleichgewicht, Gesäß und Beinrückseite. 3 × pro Bein wdh. ❸

Warm-up: Aktivierung des Oberkörpers

Übungen für den Oberkörper aktivieren gezielt die Schulter- und Rückenmuskulatur, die Schulterblattstabilisatoren und die tiefe Rumpfmuskulatur. Sie eignen sich gut zum Aufwärmen vor dem eigentlichen Krafttraining, aber auch allgemein zur Prävention.

Eine aktivierte Oberkörpermuskulatur ermöglicht eine leichtere Ansteuerung und Kontrolle bei Zug- und Drückbewegungen und schützt vor Überlastung.

Diese Übungen verbessern die Haltung, stärken die Rotatorenmanschette und reduzieren das Verletzungsrisiko bei Druckübungen oder Überkopfbewegungen. Dabei wird ein Gymnastikband verwendet.

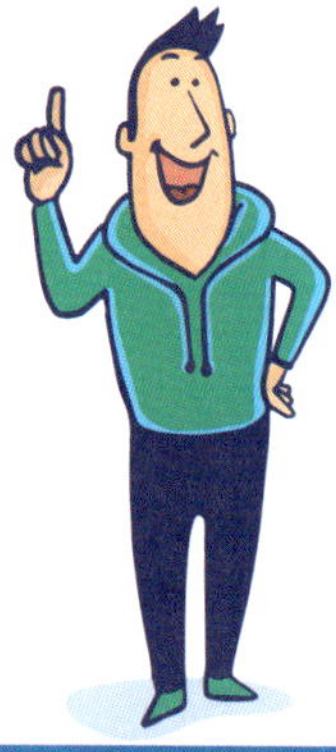

Die Übungen 5 × kontrolliert wdh.

Außenrotation mit Band

Das Gymnastikband mit beiden Händen unterhalb der Brust leicht gespannt halten. Die Ellbogen liegen eng am Körper an, während die Unterarme nach außen rotieren. Ziel ist die Kräftigung der Außenrotatoren der Schulter – wichtig für eine stabile und gesunde Schulterführung. ❶

Reverse Flies

Das Band vor dem Körper auf Brusthöhe mit beiden Händen leicht spannen, die gestreckten Arme seitlich nach hinten und die Schulterblätter zusammenziehen. Dann langsam wieder nach vorne führen und wiederholen. Die Bewegung wird vor allem über die Schulterblätter initiiert. ❷

Außenrotation mit tief geführten Armen

Spannen Sie das Band etwa auf Hüfthöhe vor sich. Mit den Ellbogen am Körper die Unterarme nach außen drehen, dabei werden die Schulterblätter nach hinten unten bewegt und gekippt. Diese Übung aktiviert gezielt die tiefen Schultermuskeln, ohne den Nacken zu belasten. ❸

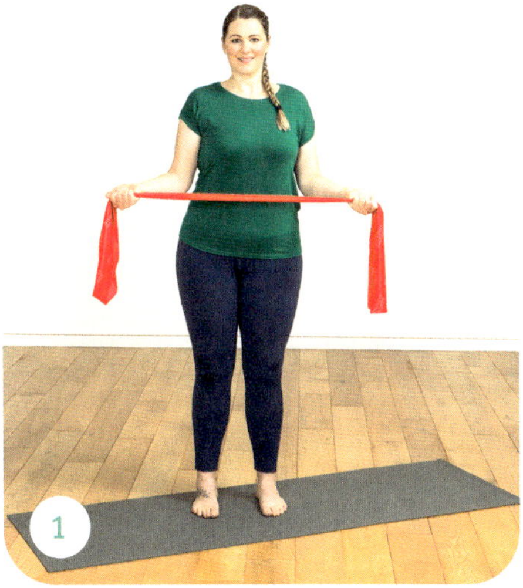

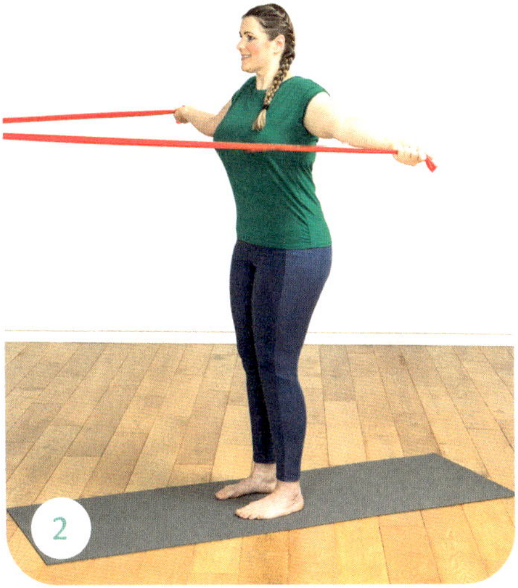

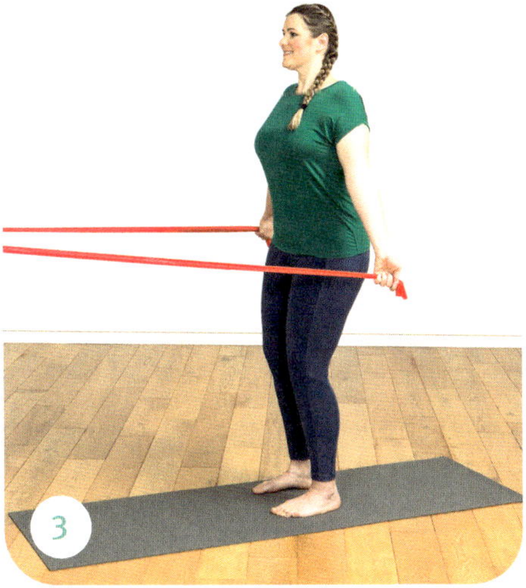

Kniebeuge (Squat)

Die Kniebeuge trainiert vor allem die Oberschenkelvorderseite und das Gesäß, zwei der größten und wichtigsten Muskelgruppen. Dieses Bewegungsmuster ist im Alltag ständig gefragt, etwa beim Aufstehen, Gehen oder Treppensteigen. Im Fortgeschrittenen- und Profi-Teil (Seite 78 und 102) lernen Sie auch einbeinige Varianten kennen.

Für diese Übung ❶ gelten folgende Technik-Grundregeln:

- stabiler Stand: Füße etwa schulterbreit, leicht nach außen gedreht (bei beidbeinigen Varianten)
- Bewegungsbeginn aus der Hüfte: Gesäß zuerst nach hinten schieben, dann erst Knie beugen.
- Druck gleichmäßig über den gesamten Fuß verteilen. Bei Knieschmerzen kann es helfen, das Gewicht etwas stärker auf die Ferse zu verlagern – so wird die Belastung von den Knien mehr auf die Hüfte übertragen.
- Knie zeigen in Richtung Fußspitzen und knicken nicht nach innen ein.
- Neutraler Rücken, Bauch- und Rückenmuskulatur gleichzeitig anspannen.
- aufrechte Brust, stabiler Blick nach vorne oder leicht schräg unten
- Bei stabiler Haltung die Knie tief beugen, idealerweise, bis die Oberschenkel parallel zum Boden liegen.
- Bewegung kontrolliert ausführen: langsam absenken, kraftvoll und ohne Schwung wieder hochdrücken.

Häufige Fehler

Rundrücken ❷
– korrekt: Der Rücken sollte stets gerade bleiben, dafür Rücken- und Bauchmuskeln anspannen.

Knie gehen nach innen ❸
– korrekt: Die Knie sollten in dieselbe Richtung wie die Zehenspitzen zeigen.

Knie starten die Bewegung ❹
– korrekt: Die Beugung wird über die Hüfte gestartet, erst dann folgt eine Beugung in den Knien.

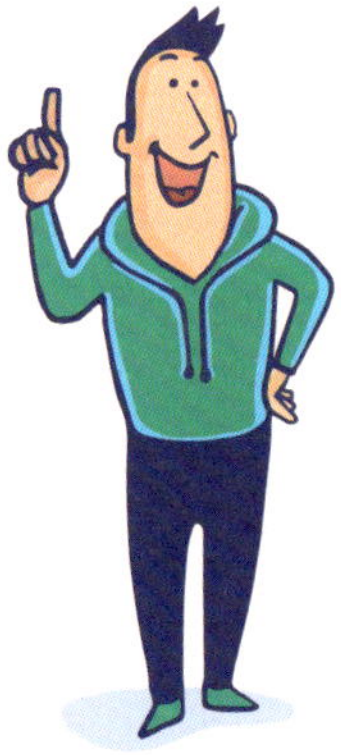

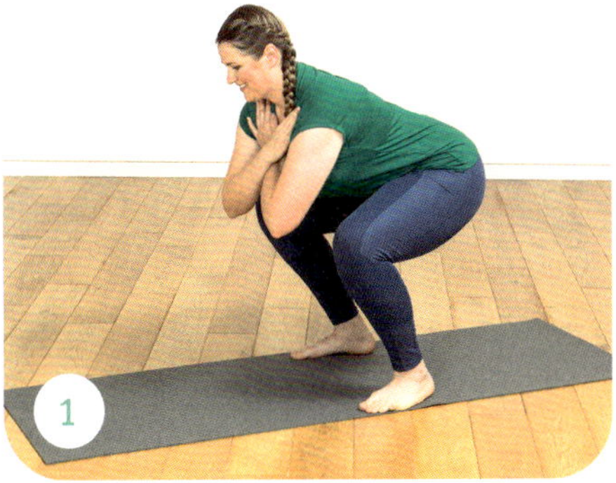
1

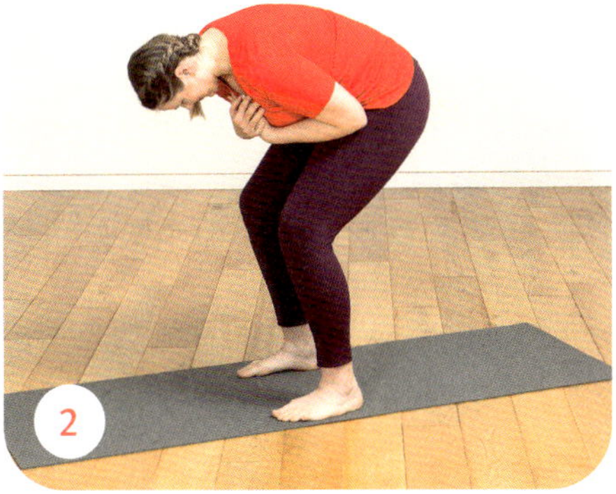
2

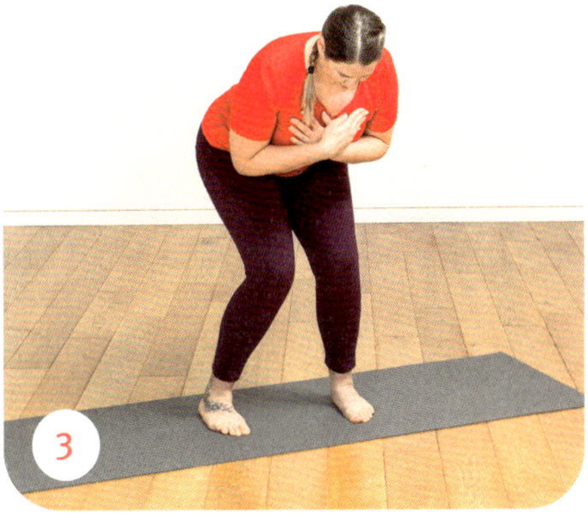
3

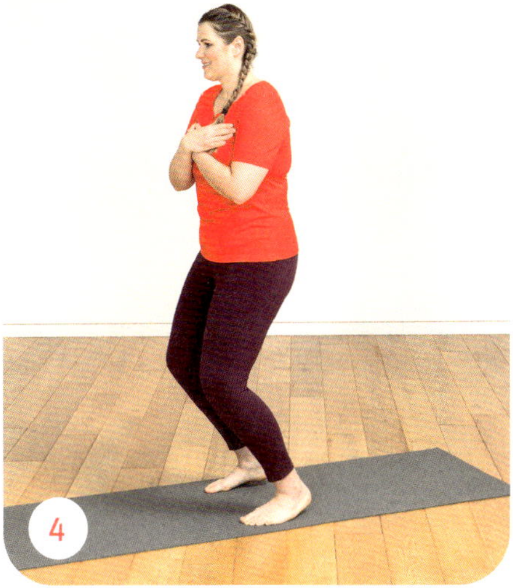
4

Hüftstreckung (Hip Hinge)

Dieses Bewegungsmuster trainiert vor allem die Oberschenkelrückseite und das Gesäß, also Muskelgruppen, die für eine stabile Körperhaltung, eine kraftvolle Hüftstreckung und die Entlastung des unteren Rückens verantwortlich sind. Die korrekte Ausführung ist wichtig für die Prävention und Bekämpfung von Rückenschmerzen, da diese Bewegung im Alltag auch öfter vorkommt und bei falscher Ausführung Lendenwirbelsäule und Bandscheiben belasten kann.

In diesem Buch werden diese Übungen meist aus der Rückenlage ausgeführt, etwa in Form von Beckenheben. ❶ Diese Position ist besonders gelenkschonend und eignet sich, um die Hüftstreckung zu erlernen und die Gesäßmuskulatur zu aktivieren, bevor komplexere Varianten im Stehen hinzukommen. ❷

Für diese Übung gelten folgende Technik-Grundregeln:

- neutraler Rücken: Während der Bewegung bleibt die Wirbelsäule stabil, kein Rundrücken, kein Hohlkreuz.
- Bewegung aus der Hüfte: Die Hüfte wird kontrolliert nach hinten geführt und dann aktiv nach vorn bzw. nach oben gestreckt. Das Gesäß übernimmt die Hauptarbeit.
- Spannung im Rumpf: Bauch- und Rückenmuskulatur halten die Körpermitte stabil, um den unteren Rücken zu schützen.

Häufige Fehler

Rundrücken
– korrekt: Die Bewegung nicht aus dem Rücken, sondern aus der Hüfte einleiten.

Unvollständige Hüftstreckung
– korrekt: Das Gesäß vollständig anspannen.

Zu viel Bewegung aus den Knien
– korrekt: Die Bewegung bewusst aus der Hüfte heraus ausführen.

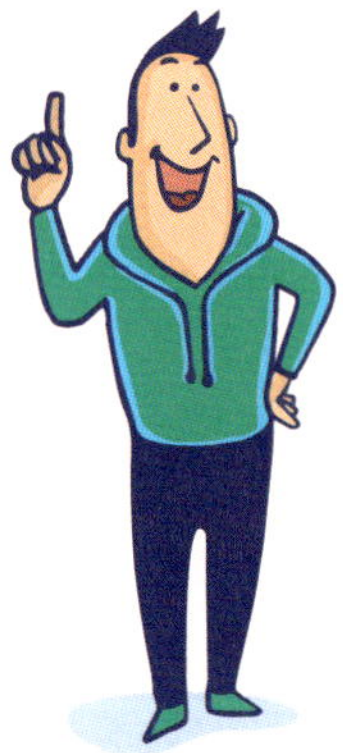

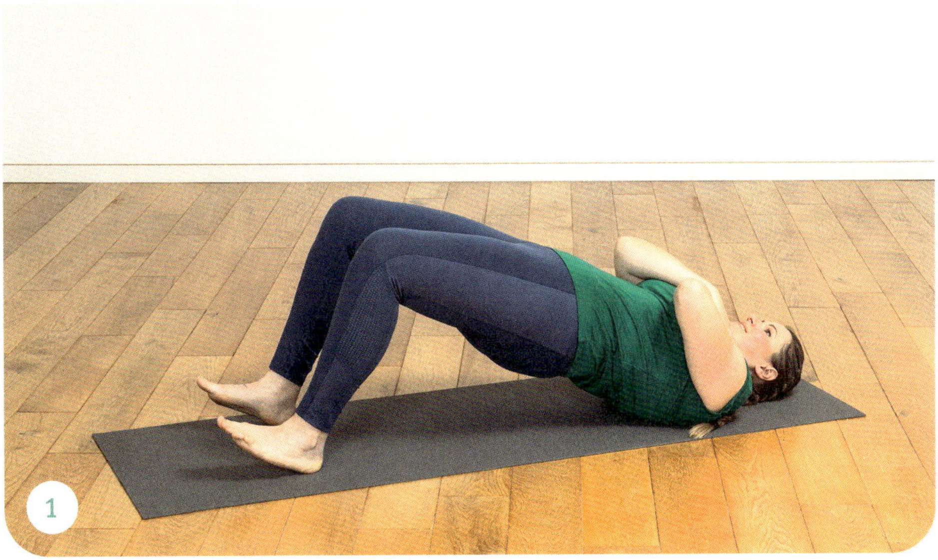
1

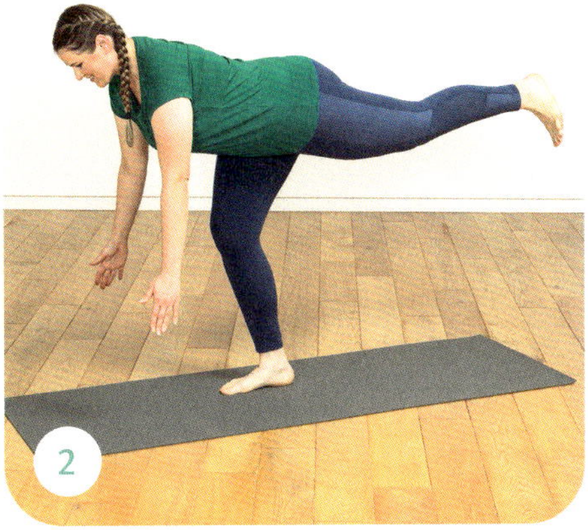
2

Drückbewegung (Push)

Hier wird ein Widerstand vom Körper weggedrückt, horizontal wie beim Liegestütz ❶ oder vertikal wie beim Überkopfdrücken. Es werden Brust, Schultern und Trizeps beansprucht.

Für diese Übung gelten folgende Technik-Grundregeln:

- Körperspannung: Den Körper in gerader Linie von Kopf bis Ferse, Bauch und Gesäß fest anspannen.
- Schulterblätter aktiv mitbewegen: Bei horizontalen Drückbewegungen beim Absenken zusammenziehen, beim Drücken auseinander wandern lassen. Bei vertikalen Bewegungen (im Stehen) die Schulterblätter aktiv mit nach oben ziehen.
- Ellbogenführung: Ellbogen und Hände sollten stets eine gerade Linie bilden.
- Bei Überkopf-Drückbewegungen ist eine entsprechende Überkopfbeweglichkeit unabdingbar, um Schulterverletzungen zu vermeiden. Erst, wenn Sie Ihre Arme schmerzfrei über Kopf bringen können (ohne Kompensation der Wirbelsäule), sind Sie bereit für das Überkopfdrücken mit Widerstand (siehe dazu die Übungen auf Seite 66, 88 und 92).
- Scapula-Ebene: Beim Seitheben sollte die Bewegung in der sogenannten Scapula-Ebene stattfinden, um den seitlichen Schultermuskel zu trainieren und Verletzungen vorzubeugen. Dabei werden die Arme leicht versetzt (ca. 30°) nach oben bewegt. ❷

Häufige Fehler

Schultern bewegen sich nach vorne und innen ❸

– korrekt: Die Schultern aktiv mitbewegen und die Brust öffnen.

Der Körper hängt durch ❹

– korrekt: Körper und Becken sollten stets stabil bleiben, dafür den Bauch kontrolliert anspannen.

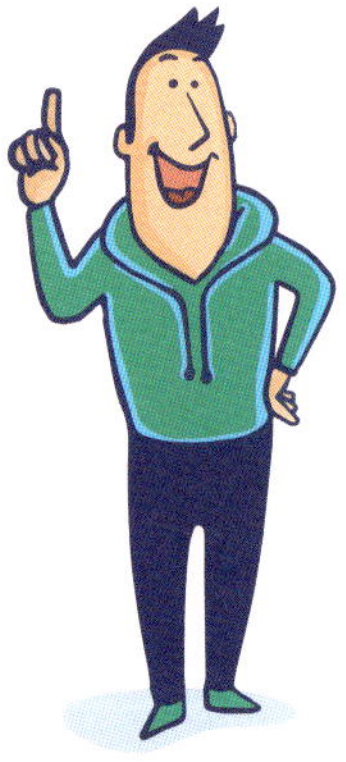

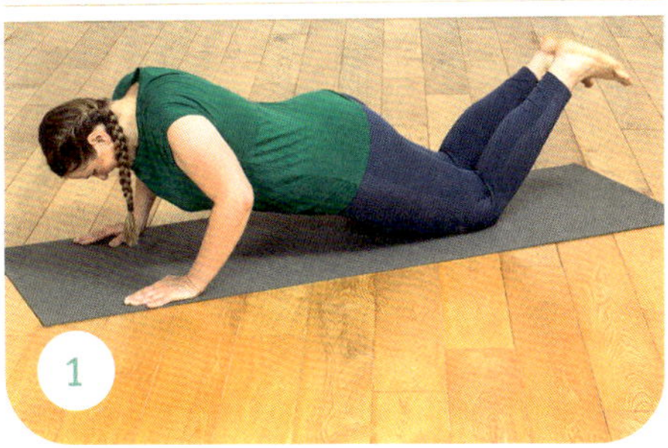
1

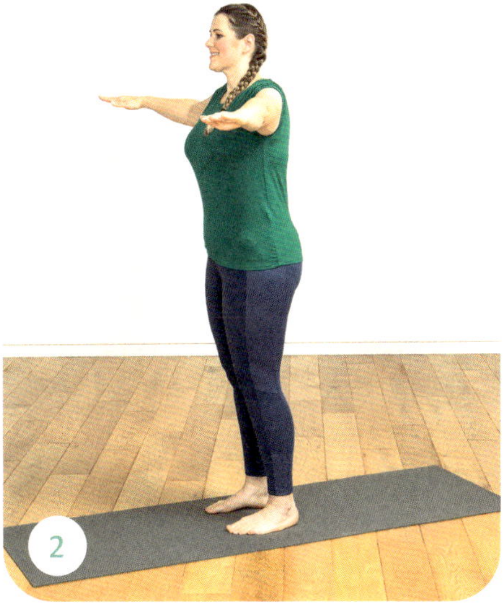
2

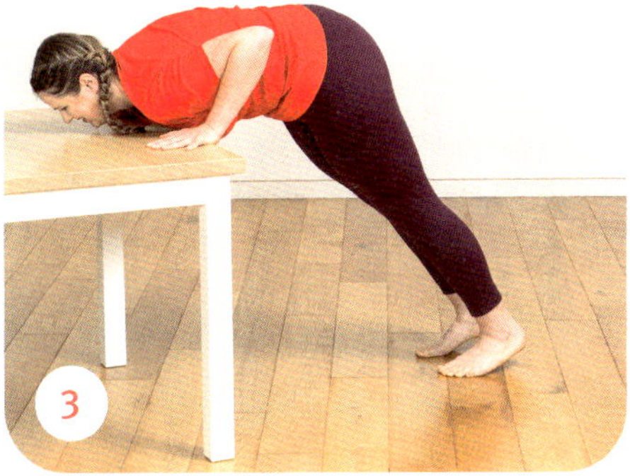
3

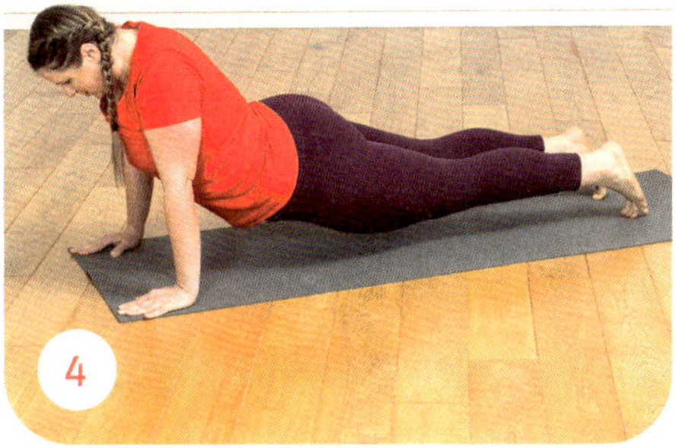
4

Zugbewegung (Pull)

Hierbei wird ein Widerstand zum Körper herangezogen, um die mittleren und unteren Trapezmuskel, Rhomboiden, hintere Schultermuskeln und den Bizeps zu trainieren. (❶, ❷) Diese Übungen sind besonders wichtig zur Verbesserung der Haltung und der Schultergesundheit.

Für diese Übung gelten folgende Technik-Grundregeln:

- Bewegung startet aus dem Schulterblatt: Zuerst die Schulterblätter, dann erst die Ellbogen nach hinten ziehen. Diese dabei nur leicht hinter die Schultern ziehen, sonst wandern die Schultern wieder nach vorne, was unbedingt zu vermeiden ist.
- Der Rücken arbeitet, nicht die Arme: Fokus auf die Schulterblätter legen, nicht auf die Hände.
- Schulterblattbewegung: Schulterblätter nach hinten/unten ziehen (»öffnen«).
- Stabiler Rumpf: Das ist besonders bei vorgebeugtem Rudern wichtig – hier darf kein Rundrücken gebildet werden.
- Kontrolliertes Ziehen ohne ruckartige Bewegung und ohne Schwung. Dem Zug wieder langsam nachgeben.
- Entspannter Nacken: Blick leicht nach vorne richten, die Schultern bleiben tief.

Häufiger Fehler

Schultern bewegen sich nach vorne ❸ – korrekt: Die Zugbewegung sollte vor allem über die Schulterblätter geschehen. ❹

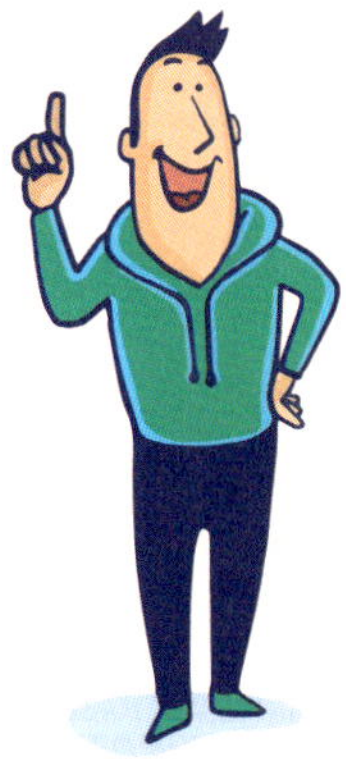

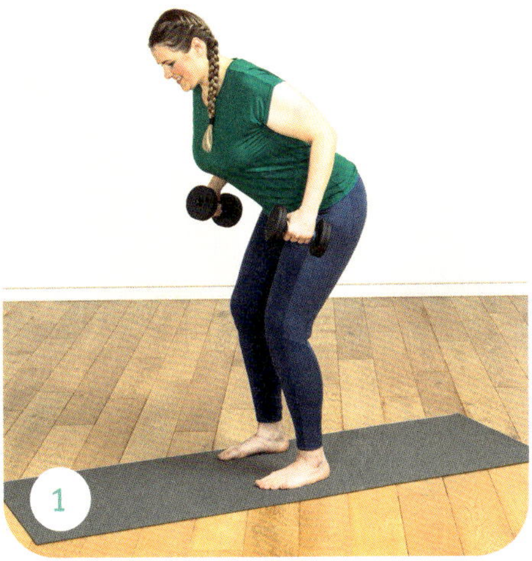
1

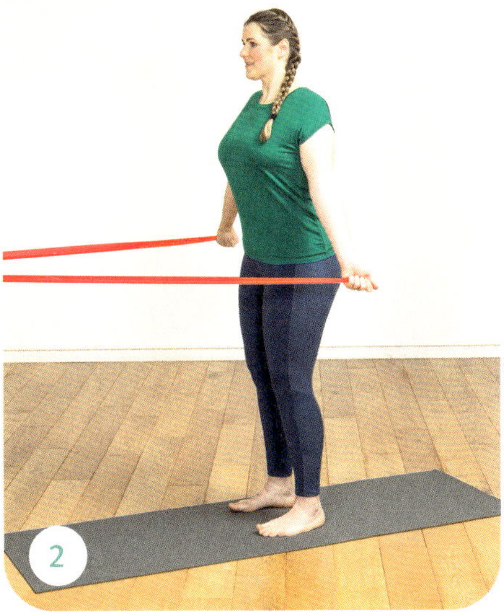
2

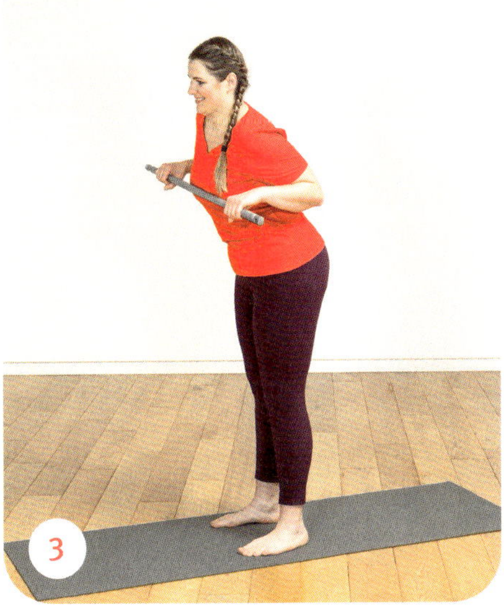
3

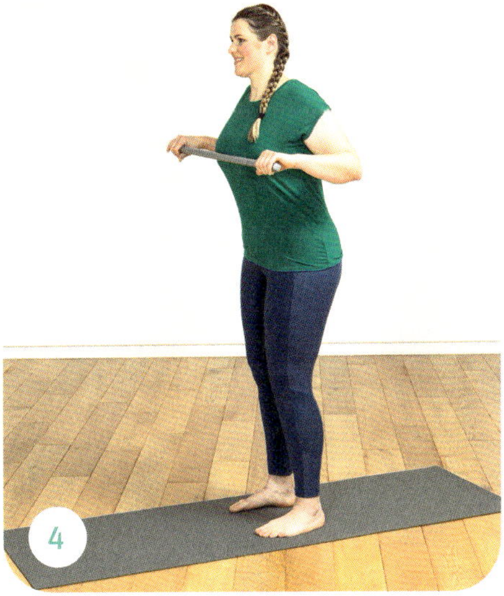
4

Übungen für Einsteiger

Der erste Schritt ist oft der schwerste – aber auch der wichtigste. Starten Sie mit diesem Programm behutsam und gezielt in ein regelmäßiges Bewegungstraining.

Beginnen Sie mit den Übungen aus diesem Kapitel und schaffen Sie so eine Grundlage an Kraft, Technik und Stabilität. Die Übungen sind so gewählt, dass sie leicht erlernbar, gelenkschonend und ohne besondere Vorkenntnisse durchführbar sind. Gerade bei Typ-2-Diabetes bringt schon ein moderater Einstieg viele Vorteile: Ihre Muskeln arbeiten als »Zuckerspeicher«, unterstützen den Blutzuckerabbau und verbessern die Insulinempfindlichkeit.

Für den Start benötigen Sie kaum mehr als bequeme Kleidung, etwas Platz und, falls vorhanden, ein Gymnastikband oder kleine Wasserflaschen als Zusatzgewicht sowie eine Matte oder einen Teppich. Wichtig ist vor allem, dranzubleiben. Lieber öfter kurz bewegen als selten und zu intensiv. Dieses Programm ist Ihre sichere Grundlage für den weiteren Weg.

Zum Einstieg werden zwei Trainings wöchentlich empfohlen. Nach einigen Wochen könnten Sie sich auf eine dritte Einheit steigern. Notieren Sie nach jedem Satz Ihre Wiederholungen – so machen Sie Fortschritte sichtbar, bleiben motiviert und stellen die regelmäßige Steigerung sicher, die für Ihren Erfolg entscheidend ist.

Trainingsplan

Ein einzelnes Training könnte aus den in den Tabellen aufgeführten Übungen bestehen. Dies ist ein Beispiel für ein Ganzkörpertraining, das 2 × pro Woche durchgeführt wird. Zunächst sollten Sie 5–10 Minuten für das Warm-up einplanen, für die eigentlichen Übungen im Anschluss ca. 20–25 Minuten, mit Zusatzübungen etwas länger. Sie sehen hier die Anwendung von Supersätzen. Die Übungen mit derselben Nummer werden im Wechsel ausgeführt (z. B. 1a und 1b). Wenn Sie möchten, können Sie die Zusatzübungen auch variieren. Ziel pro Satz sind 15–20 saubere Wiederholungen.

Trainingsplan für Einsteiger

Nummer	Bewegungsmuster	Übung	Wiederholungen in den Sätzen
1a	Kniebeuge	Beidbeinige Kniebeuge	15, 13, 11
1b	Drückbewegung	Liegestütz am Tisch	15, 14
2a	Zugbewegung	Reverse Flies mit Gymnastikband	15, 15, 14
2b	Hüftstreckung	Beckenheben	14, 12

Zusatzübungen für Einsteiger

Nummer	Muskelgruppen	Übung	Wiederholungen in den Sätzen
3a	Waden	Wadenheben	14, 13
3b	Bauch	Bauchpresse	1
4a	Rückenstrecker	Wirbelsäulenstreckung an der Wand	5,4
4b	Rumpf seitlich	Side Plank isometrisch	1

Beidbeinige Kniebeuge

Bewegungsmuster: Kniebeuge (Seite 44)
Die Kniebeuge zählt zu den funktionellsten und wichtigsten Übungen überhaupt. Sie stärkt große Muskelgruppen, die im Alltag ständig im Einsatz sind, und trägt wesentlich zu Kraft, Mobilität und Stabilität bei. Bewegungen wie Aufstehen, Hinsetzen, Gehen oder Treppensteigen profitieren direkt von einer starken Bein- und Gesäßmuskulatur.

Zielmuskulatur: Oberschenkelvorderseite, großer Gesäßmuskel, stabilisierende Rumpfmuskulatur

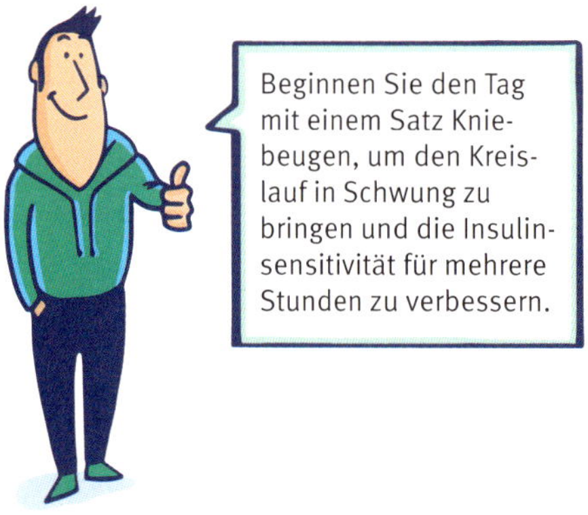

Ausgangsstellung: Die Füße etwas mehr als hüftbreit auseinander aufstellen, mit leichter Außenrotation. Der Stand sollte stabil und das Körpergewicht gleichmäßig auf beide Füße verteilt sein. ❶

Ausführung: Leiten Sie die Bewegung über die Hüfte ein, indem Sie das Gesäß nach hinten schieben, als würden Sie sich auf einen Stuhl setzen. Dabei kontrolliert nach unten gehen, bis die Oberschenkel mindestens parallel zum Boden sind, und sich anschließend kraftvoll wieder nach oben abdrücken, aber ohne Schwung. Der Rücken bleibt neutral (gestreckt), die Knie zeigen in dieselbe Richtung wie die Fußspitzen. Für eine bessere Balance können die Arme nach vorne bewegt werden. ❷

Variante: Wer sich unsicher fühlt oder wem die Übung zu schwerfällt, kann zur Unterstützung einen stabilen Stuhl nutzen. ❸ ❹

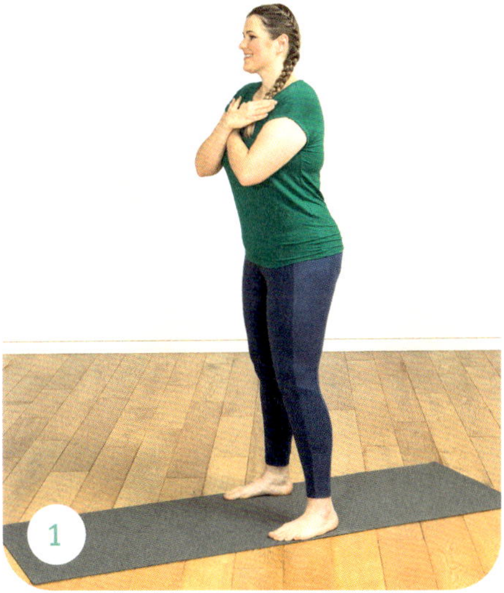
1

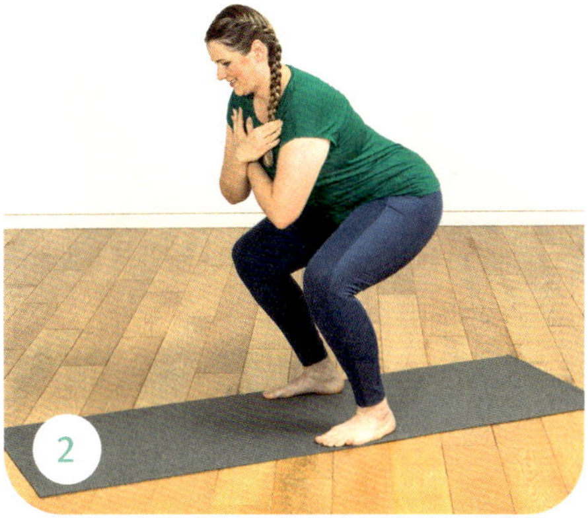
2

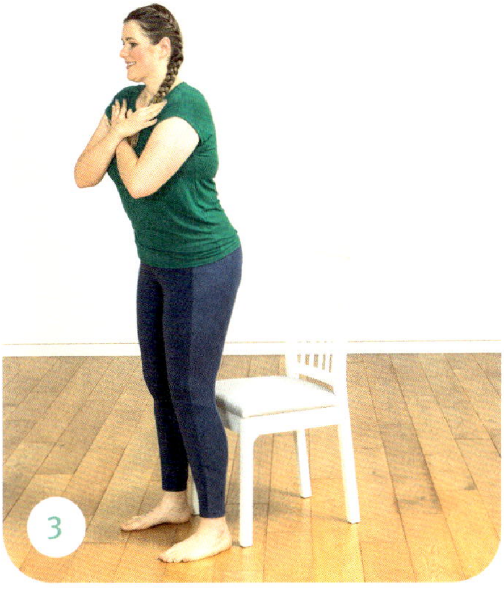
3

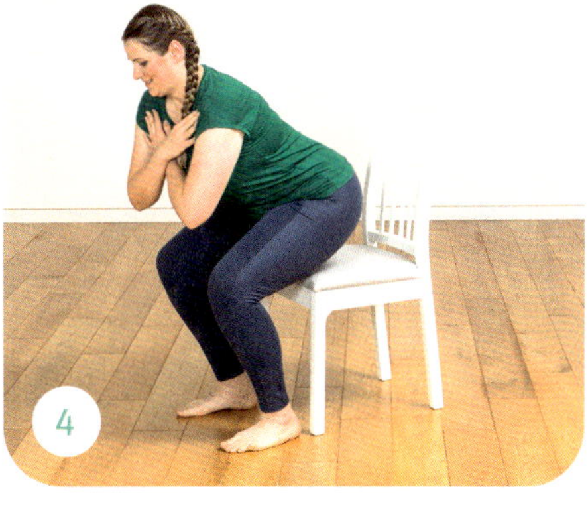
4

Kniebeuge mit 2-Sekunden-Haltephase

Bewegungsmuster: Kniebeuge (Seite 44)
Die Kniebeuge mit Haltephase ist eine Variation und kleine Progression der klassischen Kniebeuge. Durch das kurze Verweilen im tiefsten Punkt verlängert sich die Belastungszeit, wodurch Muskelkraft, Körperspannung und Technik zusätzlich geschult werden. Diese Übung eignet sich besonders gut, um das Bewusstsein für die korrekte Position zu schärfen und die Muskulatur effektiver zu aktivieren. Je tiefer die Position gehalten wird, desto schwerer.

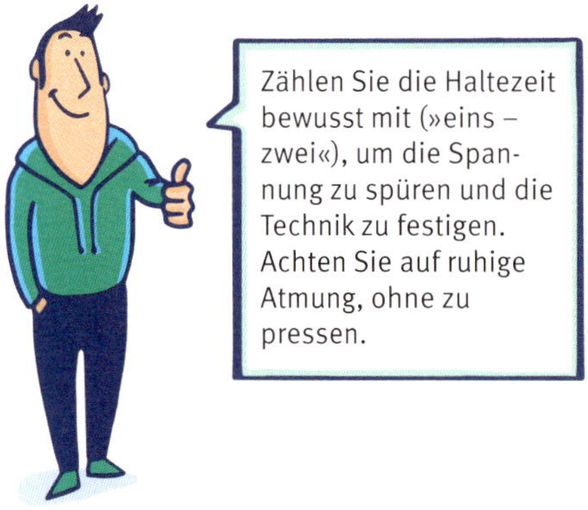

Zielmuskulatur: Oberschenkelvorderseite, großer Gesäßmuskel, stabilisierende Rumpfmuskulatur

Ausgangsstellung: Die Füße etwas breiter als hüftbreit aufstellen, mit leichter Außenrotation. Das Körpergewicht ruht gleichmäßig auf beiden Füßen, die Fersen bleiben fest am Boden. Der Oberkörper ist aufrecht, die Arme können vor die Brust gelegt oder nach vorne geführt werden. ❶

Ausführung: Leiten Sie die Bewegung über die Hüfte ein, indem Sie das Gesäß nach hinten schieben – als würden Sie sich auf einen Stuhl setzen. Dabei langsam und kontrolliert nach unten gehen, bis der Knie-Winkel etwa 90° ist – gerne auch tiefer, wenn möglich. Diese Position 2 Sekunden mit voller Körperspannung halten, dann wieder kraftvoll, aber ohne Schwung, nach oben drücken. ❷

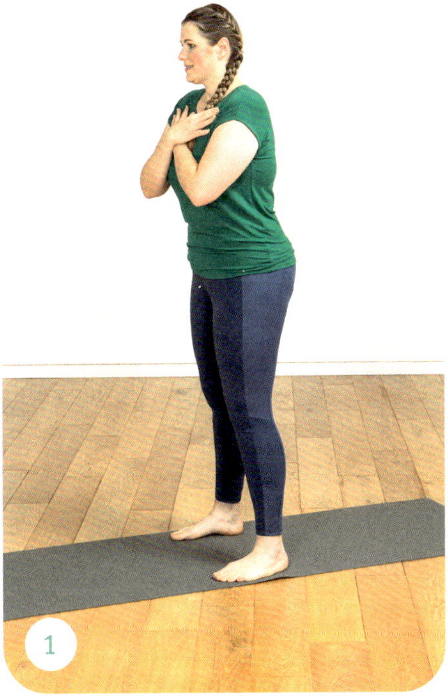

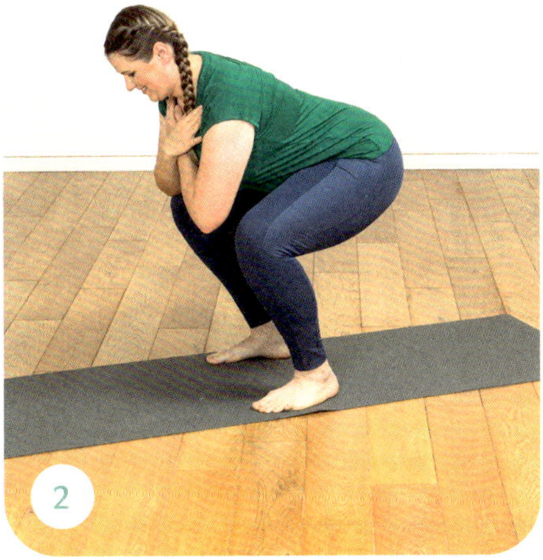

Variante: Wem es zu Beginn schwerfällt, kann einen stabilen Stuhl oder Hocker als Orientierung für die Tiefe nutzen. Setzen Sie sich dabei nicht vollständig ab, sondern berühren Sie die Sitzfläche nur leicht, halten Sie 2 Sekunden Spannung und stehen Sie wieder auf.

Beckenheben

Bewegungsmuster: Hüftstreckung (Seite 46) Diese einfache, aber äußerst effektive Übung kräftigt Gesäß, hintere Oberschenkel und unteren Rücken. Sie verbessert die Hüftstabilität, unterstützt eine gesunde Körperhaltung und wirkt ausgleichend zu den vielen sitzenden Tätigkeiten des Alltags.

Zielmuskulatur: großer Gesäßmuskel, Rückenstrecker, hintere Oberschenkelmuskulatur

Ausgangsstellung: Legen Sie sich auf den Rücken, die Beine etwa im 90°-Winkel angewinkelt, Füße hüftbreit mit Ferse am Boden. Die Arme liegen locker auf der Brust. ❶

Ausführung: Spannen Sie Gesäß- und Bauchmuskulatur am Boden leicht an. Heben Sie das Becken langsam aus der Gesäßmuskulatur an, bis Knie, Hüfte und Schultern eine gerade Linie bilden. Halten Sie die Position kurz, spannen Sie das Gesäß dabei kräftig an und senken Sie das Becken anschließend kontrolliert ab. Achten Sie auf gleichmäßige Atmung und vermeiden Sie ein Hohlkreuz. ❷

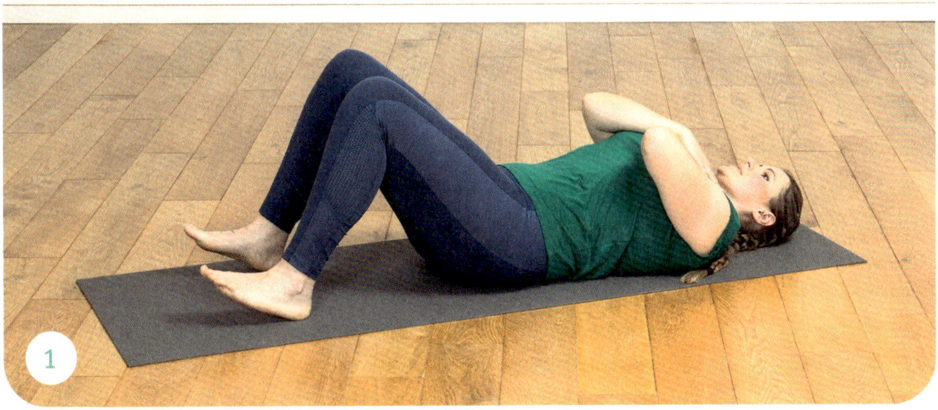
1

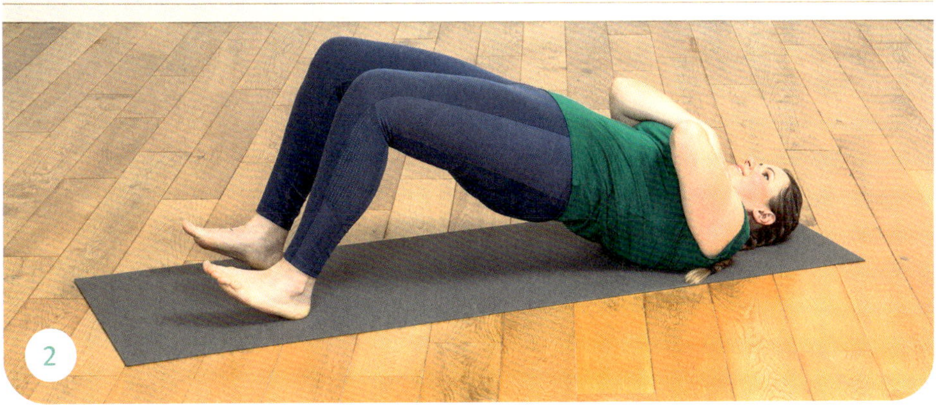
2

Beckenheben hoher Hebel

Bewegungsmuster: Hüftstreckung (Seite 46) Diese Übung trainiert gezielt sowohl den Gesäßmuskel als auch die hintere Oberschenkelmuskulatur. Durch die größere Entfernung der Füße zum Gesäß verändert sich der Hebel, sodass die Oberschenkelrückseite stärker beansprucht wird. Gleichzeitig werden Beckenstabilität und Rückenstrecker trainiert.

Zielmuskulatur: hintere Oberschenkelmuskulatur, großer Gesäßmuskel, stabilisierende Rumpfmuskeln

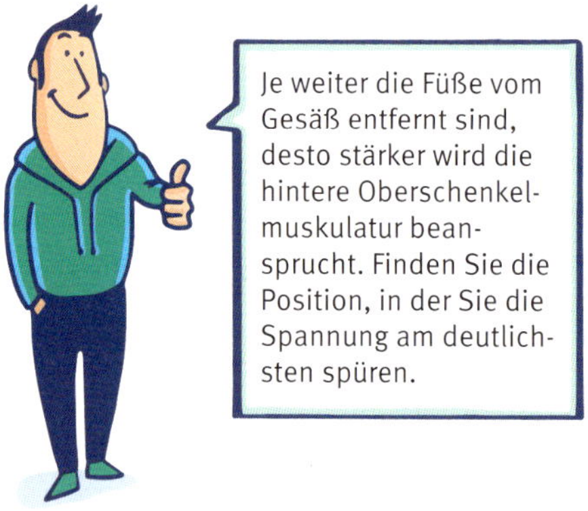

Ausgangsstellung: Legen Sie sich in Rückenlage auf eine Matte. Stellen Sie die Füße hüftbreit auf, jedoch weiter vom Gesäß entfernt als beim klassischen Beckenheben. Die Arme auf der Brust verschränken. ❶

Ausführung: Spannen Sie Gesäß und Bauch fest an. Drücken Sie die Fersen aktiv in den Boden und heben Sie das Becken an, bis Oberschenkel und Oberkörper eine gerade Linie bilden. Halten Sie die Position kurz und senken Sie das Becken dann langsam und kontrolliert wieder ab, ohne es vollständig abzulegen. ❷

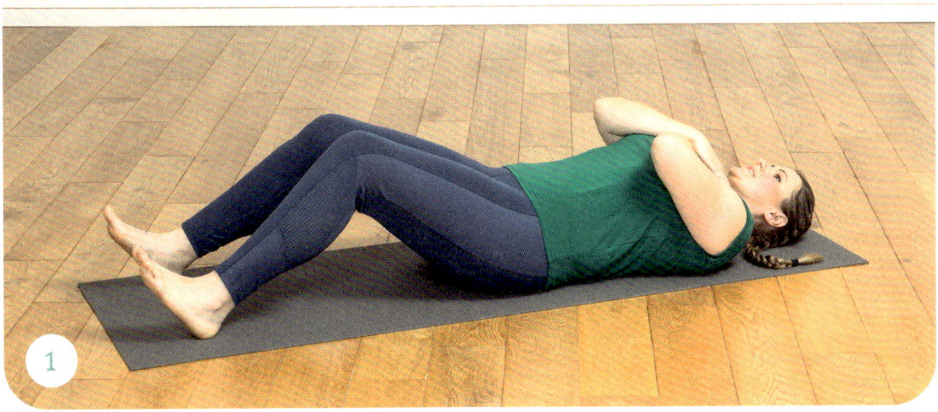
1

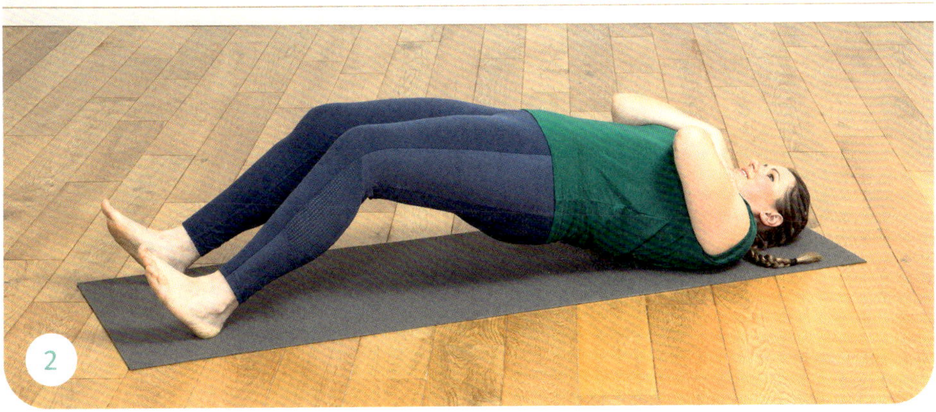
2

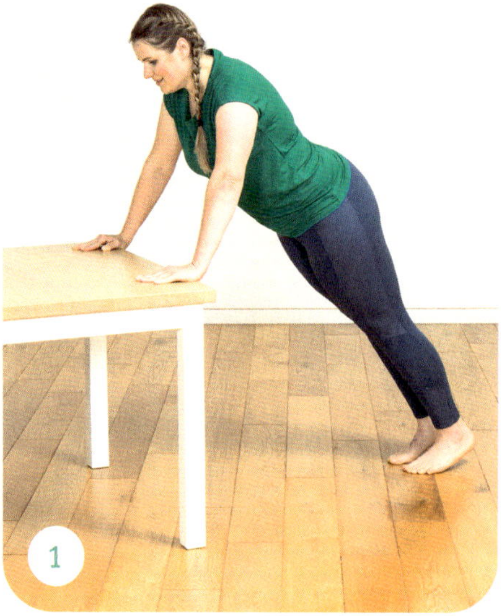

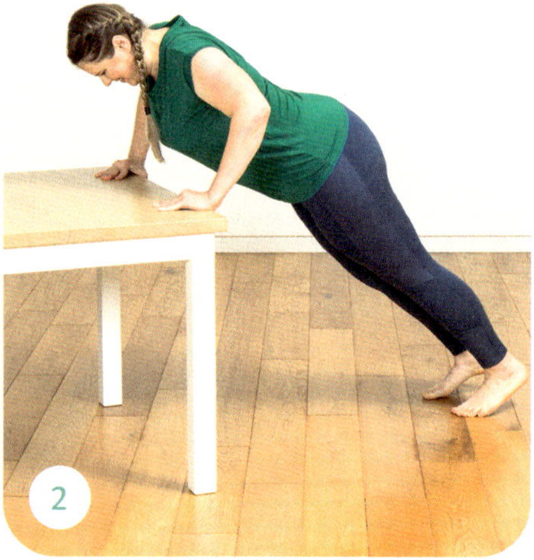

Liegestütz am Tisch

Bewegungsmuster: Drückbewegung (Seite 48) Dieser Liegestütz ist für Einsteiger gut geeignet. Eine starke Brust- und Schultermuskulatur hilft beim Tragen, Heben und Stützen im Alltag.

Zielmuskulatur: Brustmuskulatur, Schultern, Trizeps, Rumpf

Ausgangsstellung: Stützen Sie sich mit gestreckten Armen auf die Tischkante, die Füße stehen etwas zurückversetzt, sodass Ihr Körper schräg zur Fläche steht. Der Rücken bleibt gerade, der Bauch ist angespannt. ❶

Ausführung: Die Arme langsam und kontrolliert beugen, bis sich der Oberkörper der Tischkante nähert, dabei bewusst eine Bewegung über die Schulterblätter ermöglichen. Anschließend wieder kraftvoll nach oben drücken. Darauf achten, dass der Rumpf stabil ist, die Ellbogen nicht zu weit nach außen zeigen und sich die Schulterblätter harmonisch mitbewegen. ❷

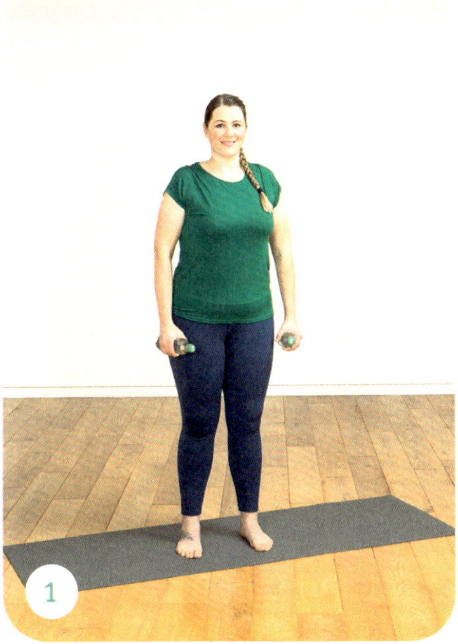
1

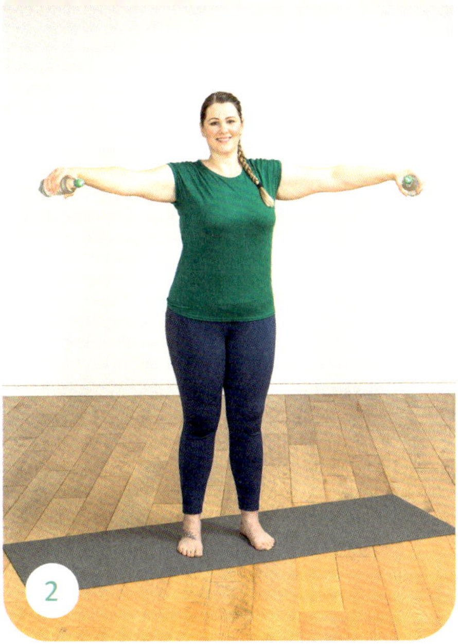
2

Seitheben mit Wasserflaschen

Bewegungsmuster: Drückbewegung (Seite 48) Auch mit leichten Gewichten kann diese Übung Ihre Schultern kräftigen und Ihnen im Alltag helfen, wie z. B. beim Tragen von Einkaufstaschen.

Zielmuskulatur: Schultermuskulatur

Ausgangsstellung: Stellen Sie sich aufrecht hin und nehmen Sie in jede Hand eine 0,5-l-Flasche. Die Arme hängen locker seitlich am Körper, die Handflächen zeigen zum Körper. ❶

Ausführung: Beide Arme fast gestreckt bis etwa auf Schulterhöhe seitlich und leicht nach vorne anheben. ❷ In der sogenannten Scapula-Ebene treffen Sie den Muskel gezielter und beugen Schulterproblemen vor (lesen Sie dazu noch einmal im Kapitel »Das Training richtig gestalten«, Seite 48, nach). Darauf achten, dass bei entspanntem Nacken die Schultern unten bleiben und der Rumpf gespannt ist. Die Position kurz halten, dann die Arme kontrolliert absenken.

Reverse Flies mit Gymnastikband

Bewegungsmuster: Zugbewegung (Seite 50) Diese Übung öffnet den Brustkorb, stärkt den oberen Rücken und fördert eine aufrechte Haltung, da sie dabei hilft, die Schultern nach hinten zu ziehen – ideal als Ausgleich zu langem Sitzen oder zur Arbeit am Bildschirm. Gleichzeitig hilft sie, Nacken- und Schulterprobleme zu reduzieren.

Zielmuskulatur: Schulterblattmuskulatur, hintere Schultermuskulatur, oberer Rücken

Ausgangsstellung: Stellen Sie sich hin, die Füße hüftbreit auseinander, und halten Sie ein Gymnastikband leicht gespannt mit beiden Händen etwa in Schulterhöhe vor sich, die Arme sind leicht gebeugt.

Ausführung: Ziehen Sie die Arme bei geradem Rücken nach hinten, als wollten Sie Ihre Schulterblätter zusammenführen und -drücken. Die Position kurz halten und dann wieder kontrolliert in die Ausgangsposition zurückkehren. Darauf achten, die Kraft ausschließlich aus dem oberen Rücken über die Schulterblattbewegung zu erzeugen. ❶

Variante: Sie können diese Übung auch vorgebeugt mit Wasserflaschen durchführen. ❷

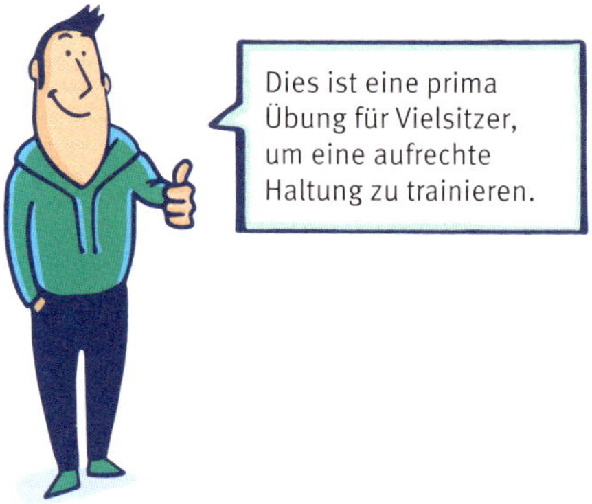

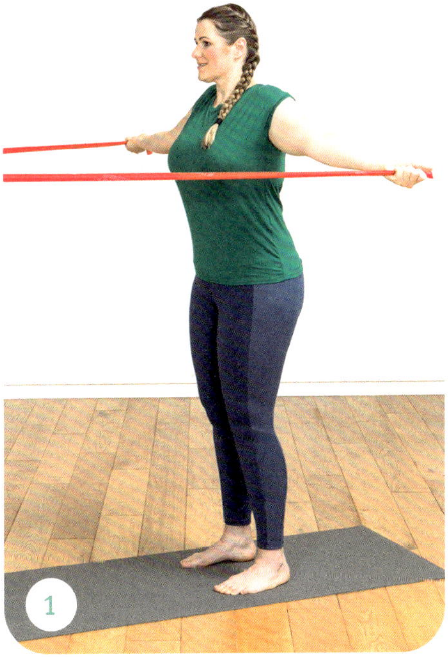
1

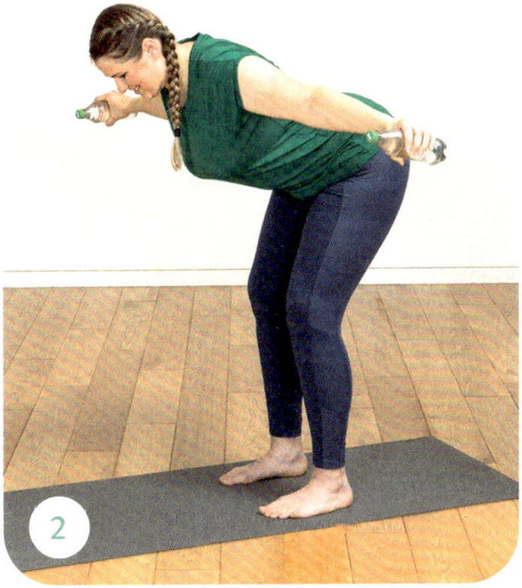
2

Y vorgebeugt

Bewegungsmuster: Zugbewegung (Seite 50) Diese Haltungskorrektur-Übung aktiviert gezielt die Muskulatur des oberen Rückens und sorgt für Stabilität rund um die Schulterblätter. Sie ist besonders hilfreich bei vorgebeugter Haltung, Nackenverspannungen oder langen Bürozeiten. Ebenso verbessert sie die Überkopfbeweglichkeit.

Zielmuskulatur: oberer Rücken, Schultermuskulatur, Schulterblattstabilisatoren, Rückenstrecker

Ausgangsstellung: Stellen Sie sich hin, die Füße hüftbreit auseinander, die Knie leicht gebeugt. Der Oberkörper ist nach vorne geneigt, der Rücken gerade. Die Arme hängen gestreckt nach unten, Daumen zeigen nach vorn. ❶

Ausführung: Die gestreckten Arme leicht schräg nach vorne oben anheben, sodass sie ein Y mit Ihrem Oberkörper bilden. Die Spannung oben kurz halten, dann die Arme langsam und kontrolliert wieder absenken. ❷

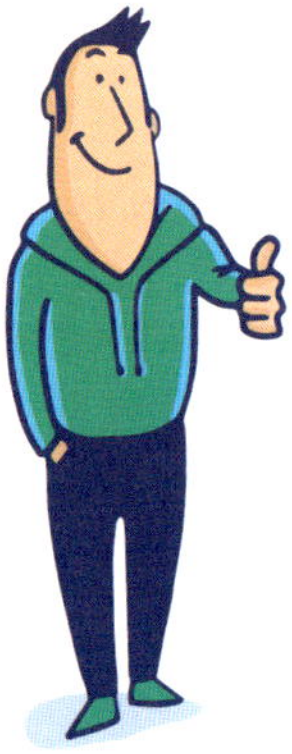

Um die Intensität zu erhöhen, verwenden Sie kleine Wasserflaschen als leichtes Zusatzgewicht. Führen Sie die Bewegung aus dem oberen Rücken aus, nicht aus den Armen. ❸

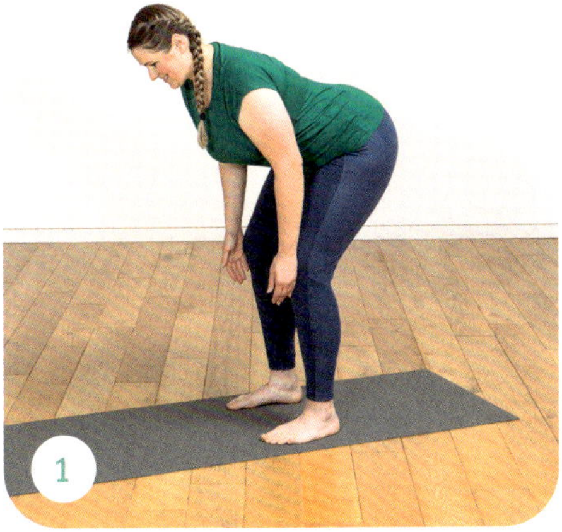
1

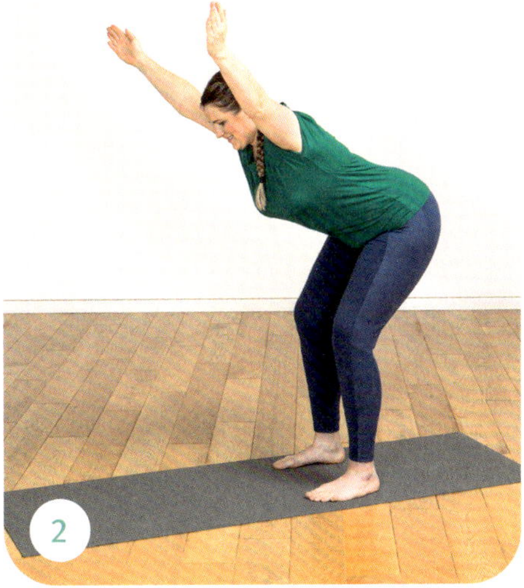
2

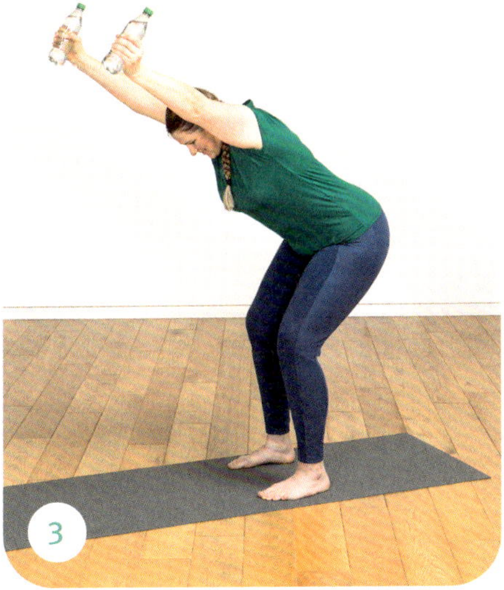
3

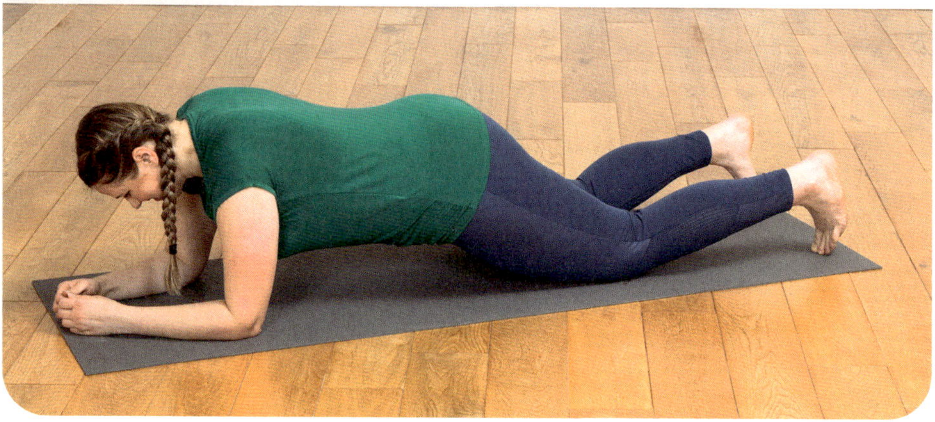

Plank auf den Knien und Zehen

Zur Kräftigung der Körpermitte, auch für Einsteiger gut eignet. Eine starke Rumpfmuskulatur stabilisiert den gesamten Körper und schützt die Wirbelsäule bei Belastung.

Zielmuskulatur: Bauchmuskulatur, Hüftbeuger, Schulterstabilisatoren

Ausgangsstellung: Stützen Sie sich auf den Unterarmen sowie den Knien und Zehen ab. Die Ellbogen befinden sich unter den Schultern, die Hände zeigen nach vorne oder bilden ein Dreieck. Spannen Sie Bauch- und Gesäßmuskulatur fest an.

Ausführung: Die Position mit angespanntem Bauch und stabilem Rücken halten. Ruhig und gleichmäßig weiteratmen. Einsteiger können das Becken stärker nach hinten kippen (Flachrücken), Fortgeschrittene halten Becken und Wirbelsäule in Neutralposition.

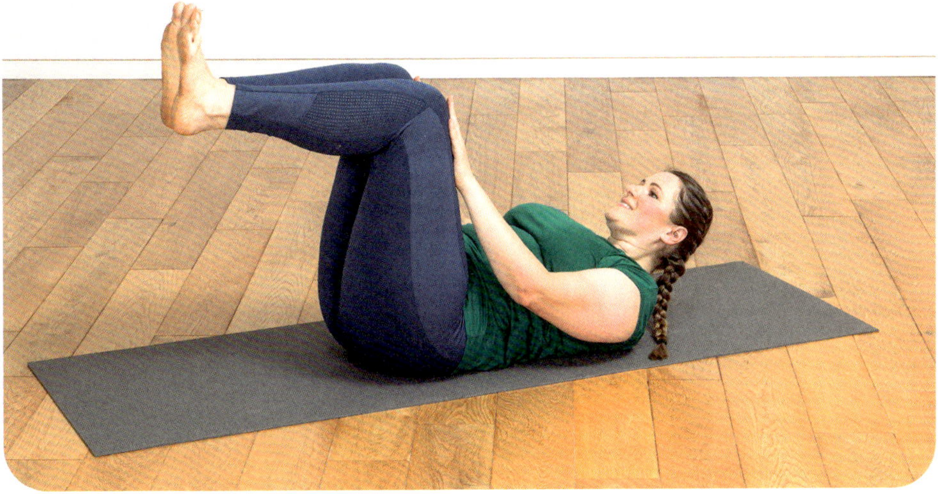

Bauchpresse

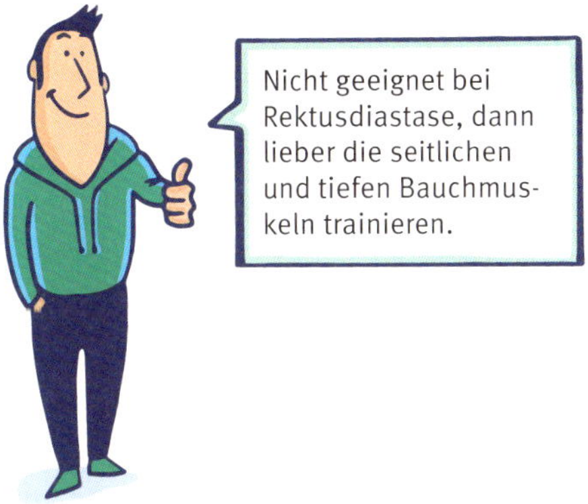

Diese isometrische (haltende) Übung trainiert die gerade Bauchmuskulatur. Sie ist ideal für Einsteiger und hilft, eine stabile Körpermitte aufzubauen.

Zielmuskulatur: gerade Bauchmuskulatur

Ausgangsstellung: Legen Sie sich auf den Rücken, die Beine sind angewinkelt, die Hände liegen auf den Oberschenkeln.

Ausführung: Die Bauchmuskeln anspannen, Oberkörper und Beine nach oben führen. Dann die Hände fest gegen die Oberschenkel drücken. Die Spannung einige Sekunden halten, dabei ruhig atmen. Dann die Spannung lösen und wieder erneut aufbauen.

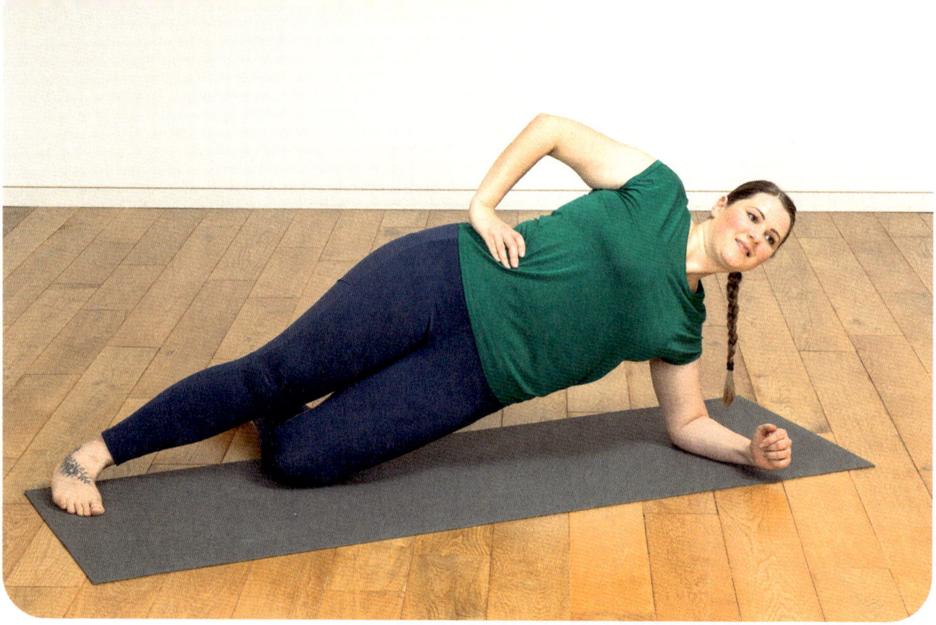

Side Plank isometrisch

Der isometrische Seitstütz ist eine der besten Übungen für die seitliche Rumpfmuskulatur sowie das seitliche Gesäß und stabilisiert den unteren Rücken. Er verbessert Haltung, Gleichgewicht und Körperspannung.

Zielmuskulatur: seitliche Bauchmuskeln, seitlicher Gesäßmuskel

Ausgangsstellung: Legen Sie sich auf eine Seite und stützen Sie sich auf den Unterarm, der Ellbogen befindet sich direkt unter der Schulter. Das untere Bein ist gebeugt, das obere gestreckt und berührt den Boden. Der Körper bildet eine gerade Linie.

Ausführung: Das Becken abheben, bis der Körper eine gerade Linie bildet. Alle beteiligten Muskeln fest anspannen, die Position halten und Bauch, Schulter und Gesäß bewusst aktivieren. Dann die Seite wechseln.

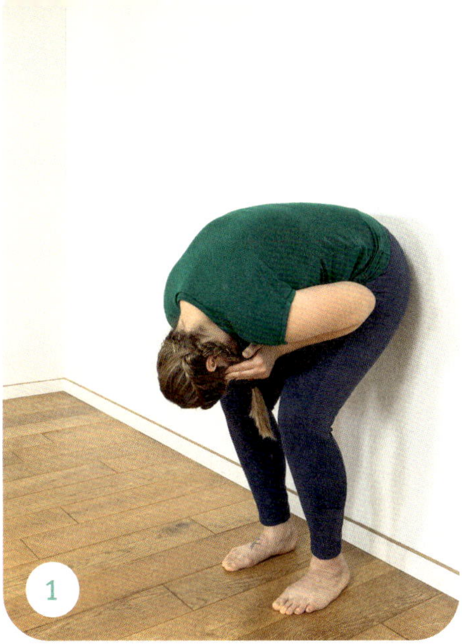

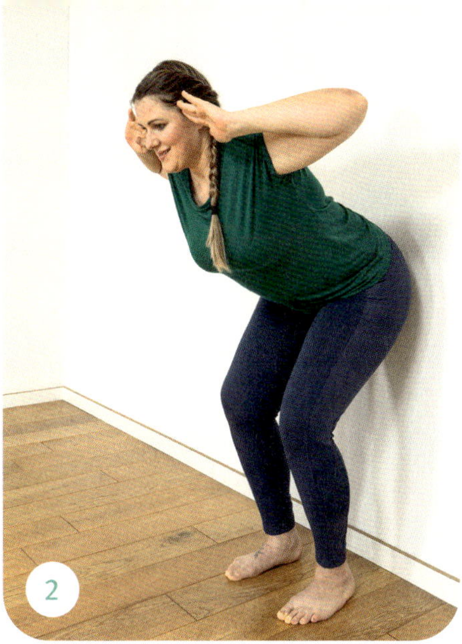

Wirbelsäulenstreckung an der Wand

Diese einfache Übung richtet die Wirbelsäule auf und mobilisiert den gesamten Rücken – besonders wertvoll als täglicher Ausgleich zu sitzender Tätigkeit und unglaublich effektiv gegen Rundrücken und bei Rückenbeschwerden.

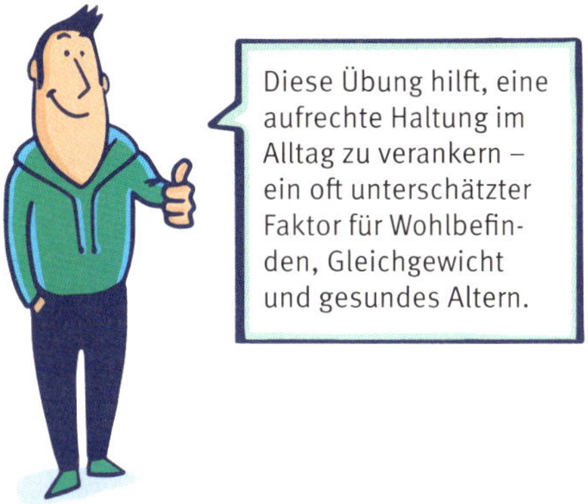

Zielmuskulatur: Rückenstrecker

Ausgangsstellung: Stellen Sie sich mit dem Gesäß an eine Wand. Die Füße stehen schulterbreit und etwa 15–20 cm von der Wand entfernt, der Oberkörper ist vorgebeugt. ❶

Ausführung: Den Rücken Wirbel für Wirbel strecken, dabei Brust strecken sowie Schulterblätter und Ellbogen nach hinten führen. Danach wieder kontrolliert einrollen. ❷

Wadenheben

Das Wadenheben ist eine kleine, aber sehr effektive Übung, vor allem für Menschen, die viel sitzen. Es fördert Gleichgewicht und Durchblutung, stärkt die Unterschenkel und aktiviert die sogenannte »Muskelpumpe« – wichtig für Blutzucker und Kreislauf.

Zielmuskulatur: Wadenmuskulatur

Ausgangsstellung: Stellen Sie sich aufrecht hin, die Füße stehen hüftbreit. Für mehr Stabilität können Sie sich auch an einem Stuhl oder Tisch festhalten, Geübte können die Übung auch frei ausführen und so gleichzeitig Stabilität und Gleichgewicht trainieren. ❶

Ausführung: Die Fersen langsam anheben, bis Sie auf den Vorfüßen stehen. Die Position kurz halten, dann die Fersen wieder kontrolliert absenken. Auf eine gleichmäßige Ausführung ohne Schwung achten. ❷

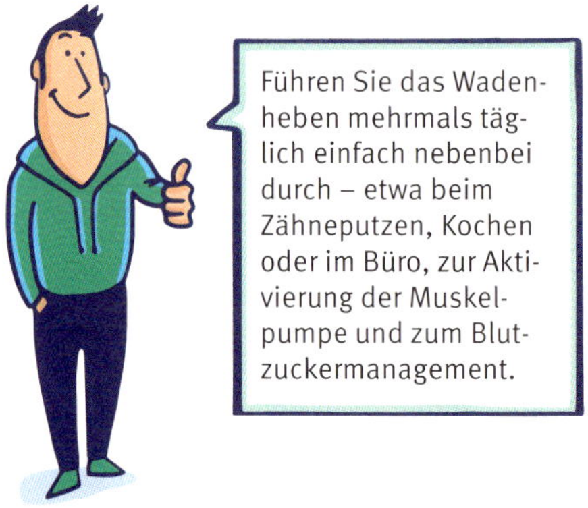

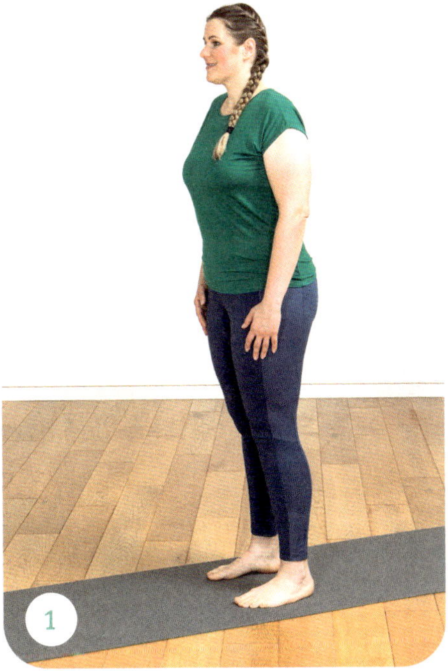
1

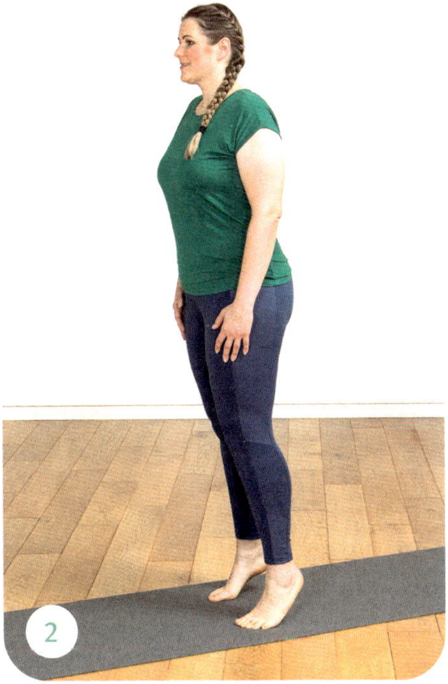
2

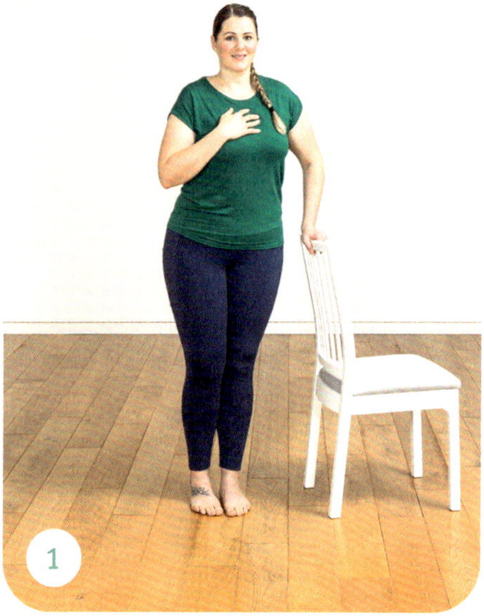

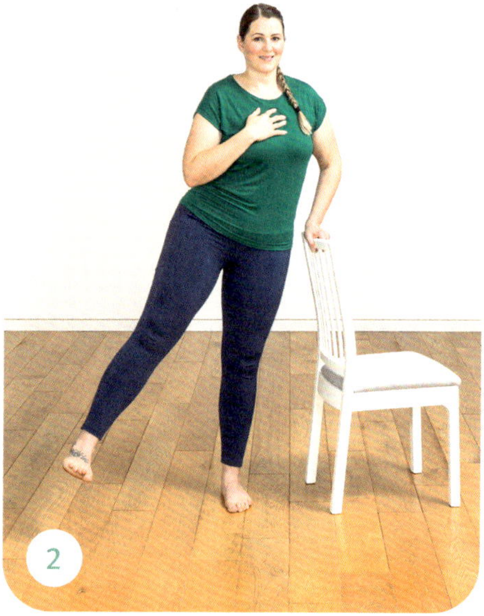

Stehendes Abduzieren des Beins

Diese Übung stärkt die seitliche Hüftmuskulatur – wichtig für Stabilität, Gleichgewicht und eine sichere Gehfähigkeit, besonders im Alter. Zugleich unterstützt sie auch Ihren Stoffwechsel.

Zielmuskulatur: seitlicher Gesäßmuskel (Gleichgewicht)

Ausgangsstellung: Stellen Sie sich seitlich hinter einen Stuhl und halten Sie sich mit einer Hand an der Lehne fest. Die Füße stehen parallel nebeneinander. Geübte können die Übung auch frei ohne Stuhl zum Festhalten ausführen. ❶

Ausführung: Das äußere Bein zur Seite strecken, ohne den Oberkörper zur Gegenseite zu neigen oder den Fuß nach außen zu drehen. Die Position kurz halten, das Bein langsam senken und wiederholen. Anschließend die Seite wechseln. ❷

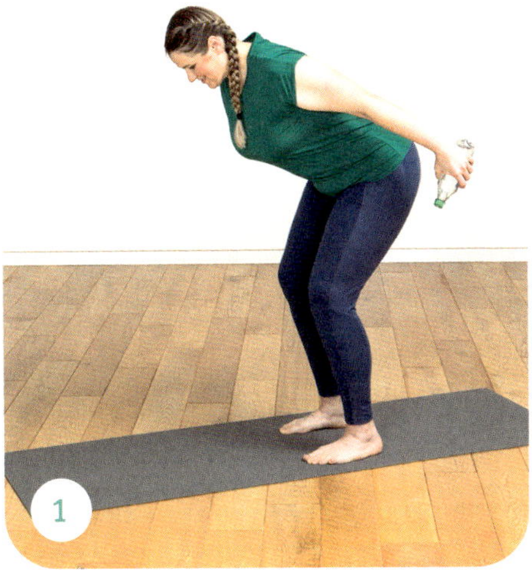

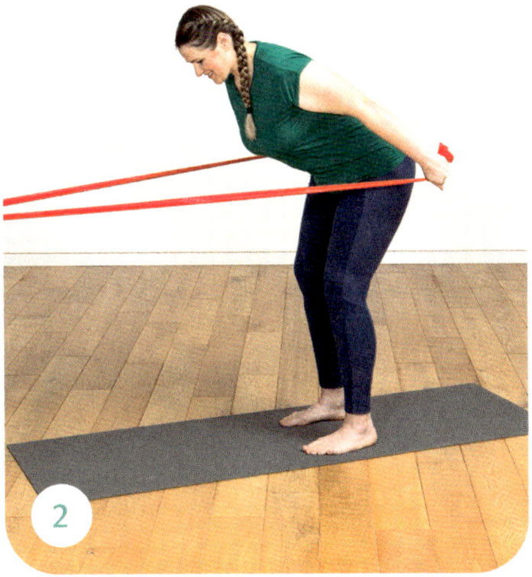

Trizeps-Kickbacks

Diese Übung kräftigt die Rückseite der Oberarme, den Trizeps. Mit einer kleinen Wasserflasche als Gewicht ist sie überall durchführbar.

Zielmuskulatur: Trizeps (hinterer Oberarm), Rückenstrecker

Ausgangsstellung: Stehen Sie nach vorne gebeugt, mit geradem Rücken und leicht gebeugten Knien. Halten Sie in jeder Hand eine kleine Wasserflasche (oder ein leichtes Gewicht). Die Oberarme liegen eng am Oberkörper, die Ellbogen sind um etwa 90° gebeugt.

Ausführung: Die Unterarme nach hinten führen, bis die Arme vollständig gestreckt sind. Die Position kurz halten, dann die Arme kontrolliert ohne Schwung in die Ausgangsposition führen. ❶

Variante: Statt mit Gewichten kann man diese Übung auch mit einem Gymnastikband durchführen. Dieses dafür z. B. an einer Türklinke befestigen. ❷

Fit im Büro – kleine Übungen, große Wirkung

Viele Menschen verbringen den Großteil des Tages im Sitzen. Gerade für Personen mit Diabetes kann diese lange Inaktivität den Blutzucker negativ beeinflussen. Aber mit kleinen Übungen zwischendurch lässt sich dem effektiv entgegenwirken.

Schon kleine Bewegungseinheiten zwischendurch helfen, den Kreislauf zu aktivieren, die Muskeln zu durchbluten und die Insulinsensitivität zu verbessern. So ist bekannt, dass bereits kurze Unterbrechungen des Sitzens durch 2–5 Minuten Gehen nach den Mahlzeiten den Blutzuckerspiegel signifikant verbessern können.[12] Im Büro eignen sich auch kleine Kräftigungsübungen wunderbar, um sich diesen Effekt zunutze zu machen. Einige davon sind aus dem Einstiegs-Programm bereits bekannt.

Grundsätzlich können fast alle in diesem Buch vorgestellten Übungen – sofern dafür kein spezielles Zubehör erforderlich ist – überall durchgeführt werden. Seien Sie dabei ruhig kreativ! Wichtiger als die Intensität ist die regelmäßige Bewegung, die hilft, den Blutzucker stabil zu halten.

Als praktische Büro-Übungen empfehle ich:

Kniebeuge: Stehen Sie mehrmals nacheinander vom Bürostuhl auf und setzen Sie sich wieder hin – eine einfache, aber wirkungsvolle Bewegung. (Dies ist dieselbe Übung wie auf Seite 54.) Falls es zu schwerfällt, können Sie sich auch am Tisch abstützen.

Wadenheben am Schreibtisch: Heben Sie die Fersen rhythmisch an und ab. Das aktiviert die Muskelpumpe in den Unterschenkeln und verbessert die Durchblutung.

(Diese Übung ähnelt dem Wadenheben, Seite 72.)

Tisch-Liegestütz: Stützen Sie sich mit beiden Händen auf der Tischkante ab. Dabei sind die Arme gestreckt, die Füße etwas zurückversetzt, sodass Ihr Körper schräg steht. Die Arme langsam beugen, den Oberkörper Richtung Tisch bringen und wieder nach oben drücken. Achten Sie auf eine feste Rumpfspannung und darauf, die Schulterblätter in der untersten Position maximal zur Wirbelsäule zu bringen. (Sehen Sie dazu auch die genauere Erklärung auf Seite 62.)

Plank am Tisch: Stützen Sie sich mit den Unterarmen auf der Tischkante ab, halten Sie den Körper gerade und spannen Sie Bauch und Gesäß an. Eine effektive Variante für Stabilität der tiefen Bauchmuskulatur (Core) (Diese Übung ähnelt dem Plank auf den Knien und Zehen, Seite 68.)

Wirbelsäulenstreckungen im Sitzen: Beugen und strecken Sie Ihre Wirbelsäule kontrolliert im Sitzen. Dies ist eine prima Übung gegen Rückenschmerzen. (Diese Übung ähnelt der Wirbelsäulenstreckung an der Wand, Seite 71.)

Verankerung: Diese Übung ist perfekt nach langem Sitzen, sie fördert eine aufrechte, gesunde Haltung. Versuchen Sie, im Stehen das Schulterblatt zu kippen, bringen Sie die Schulterblätter nach hinten unten, drehen Sie den Oberarm nach außen, spannen Sie den Bauch an und strecken Sie die Brustwirbelsäule leicht. Diese Position 10 Sekunden halten, 3 × wiederholen. (Diese Übung ähnelt der Außenrotation mit tief geführten Armen, Seite 43.)

Diese kurzen Aktivierungseinheiten dauern meist nur wenige Minuten und lassen sich problemlos mehrmals täglich in den Arbeitsalltag einbauen, etwa während eines Telefonats oder in kurzen Pausen. So verwandeln Sie Ihr Büro in einen kleinen Trainingsraum und fördern gleichzeitig Blutzuckerregulation, Haltung, Konzentration, Kreativität und allgemeines Wohlbefinden.

Übungen für Fortgeschrittene

Wenn Sie die Übungen für Einsteiger sicher beherrschen und dabei keine Probleme mit der Ausführung haben, sind Sie bereit für die nächste Stufe und können Ihr Übungsprogramm ausbauen.

Bestimmt haben Sie die Übungen des Einsteiger-Programms bereits in Ihren Alltag integriert und sich das regelmäßige Training zur Gewohnheit gemacht. Das ist prima – nun kann es weitergehen! Wenn Sie 15–20 Wiederholungen der Einsteiger-Übungen schaffen und sich nach den Einheiten eher erfrischt als stark erschöpft fühlen, sind Sie bereit für den nächsten Schritt. Natürlich können Sie auch nur einzelne Übungen einer bestimmten Muskelgruppe austauschen und andere weiterhin auf dem Einsteiger-Level trainieren. Eine andere Möglichkeit ist, diese Übungen mit Kurzhanteln zu erschweren und erst danach das nächste Niveau in Angriff zu nehmen. Jede Person hat ihre individuellen Stärken und Schwächen, die man unbedingt berücksichtigen sollte.

Für Menschen mit Typ-2-Diabetes bedeutet das: mehr aktive Muskelmasse, bessere Blutzuckerkontrolle und eine langfristige Steigerung der Leistungsfähigkeit. Das Ziel sollte nun sein, 2–4 × wöchentlich zu trainieren.

Trainingsplan

Ein einzelnes Training könnte aus den in den Tabellen aufgeführten Übungen bestehen. Dies ist ein Beispiel für ein Ganzkörpertraining, das 2–4 × pro Woche durchgeführt wird. Wie bisher sollten Sie zunächst 5–10 Minuten für das Warm-up einplanen, für die eigentlichen Übungen im Anschluss ca. 20–25 Minuten, mit Zusatzübungen etwas länger. Sie sehen hier die Anwendung von Supersätzen. Die Übungen mit derselben Nummer werden im Wechsel ausgeführt (z. B. 1a und 1b).

Trainingsplan für Fortgeschrittene

Nummer	Bewegungsmuster	Übung	Wiederholungen in den Sätzen
1a	Kniebeuge	Reverse Lunge	12, 10, 9
1b	Drückbewegung	Knie-Liegestütz	12, 11
2a	Zugbewegung	Facepulls mit Gymnastikband	15, 15, 14
2b	Hüftstreckung	Hip Thrust	14, 12

Zusatzübungen für Fortgeschrittene

Nummer	Muskelgruppen	Übung	Wiederholungen in den Sätzen
3a	Waden	Wadenheben mit Erhöhung	14, 12
3b	Bauch	Reverse Crunch	12, 11
4a	Rückenstrecker	Wirbelsäulen-Streckung in Kniebeuge	5, 4
4b	Rumpf seitlich	Side Plank mit Abduktionen	8
5	Core (tiefe Bauchmuskulatur)	Plank	1

Reverse Lunge

Bewegungsmuster: Kniebeuge (Seite 44) Der Reverse Lunge ist eine super Übung, denn er trainiert Beine und Gesäß gleichzeitig und verbessert zusätzlich Gleichgewicht und Koordination. Durch die rückwärts gerichtete Bewegung ist er oft gelenkschonender als der klassische Ausfallschritt nach vorne und ist technisch einfacher als eine klassische Kniebeuge. Mit dem eigenen Körpergewicht und der einbeinigen Belastung lässt sich sehr effektiv trainieren.

Zielmuskulatur: Oberschenkelvorderseite, Gesäß

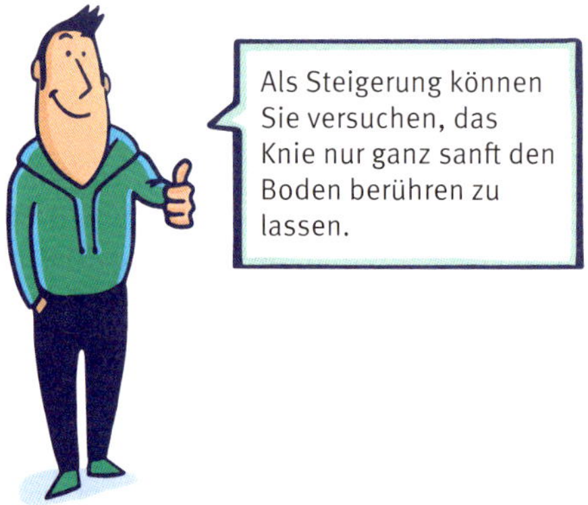

Ausgangsstellung: Stellen Sie sich aufrecht hin, die Füße parallel nebeneinander, den Blick nach vorn gerichtet. Die Arme hängen locker neben dem Körper oder können zur Balance zur Seite gestreckt werden. Bei Bedarf können Sie auch eine stabile Haltemöglichkeit nutzen. ❶

Ausführung: Machen Sie einen großen Schritt nach hinten und senken Sie das hintere Knie kontrolliert zum Boden. Das vordere Knie bleibt über dem Fuß. Drücken Sie sich kraftvoll über das vordere Bein aus Oberschenkel und Gesäß hoch und nehmen Sie wieder die Ausgangsposition ein. Belastet wird das vordere Bein, im hinteren sollten Sie kaum Belastung spüren. ❷

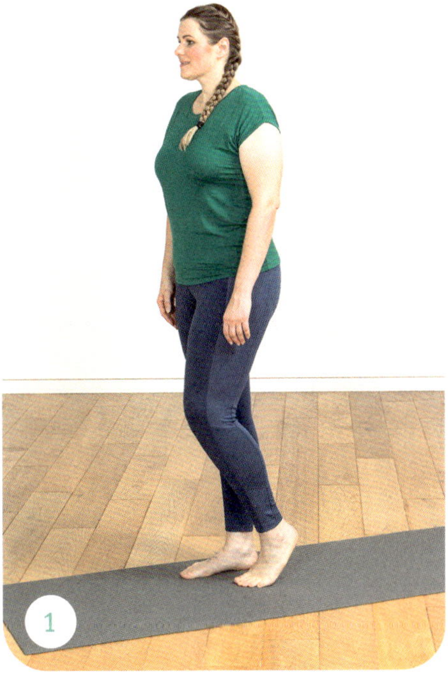
1

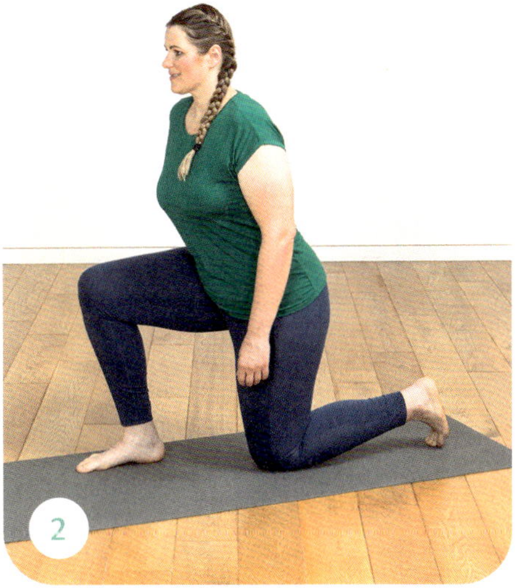
2

Split Squat

Bewegungsmuster: Kniebeuge (Seite 44) Der Split Squat ist eine hervorragende Übung, um Beine und Gesäß gleichzeitig zu kräftigen, erfordert etwas mehr Kraft als der Reverse Lunge und ist wirklich überall durchführbar. Durch die Schrittstellung trainieren Sie Kraft, Gleichgewicht und Beweglichkeit in Hüfte und Knie, ganz ohne zusätzliches Gewicht.

Zielmuskulatur: Oberschenkelvorderseite, Gesäß

Ausgangsstellung: Nehmen Sie eine Schrittstellung ein, mit einem Fuß weit vorne, mit dem anderen hinten. Der Oberkörper bleibt gerade, leicht nach vorne gebeugt, die Hände können locker seitlich am Körper ruhen oder zur Balance zur Seite gestreckt werden. ❶

Ausführung: Das hintere Knie langsam in Richtung Boden senken, ohne dass das vordere Knie über die Fußspitze hinausragt, eventuell dabei an einem Stuhl oder an der Wand abstützen. Drücken Sie sich kontrolliert wieder nach oben, versuchen Sie aber stets, den Schwerpunkt am vorderen Bein zu belassen. Der Oberkörper bleibt stabil und leicht nach vorne gelehnt. Belastet wird das vordere Bein, im hinteren sollten Sie kaum Belastung spüren. ❷

Variante: Zur Steigerung mit dem Knie nur sanft den Boden berühren und kurz stabilisieren. Die Übung kann man auch mit Gewichten in den Händen erschweren.

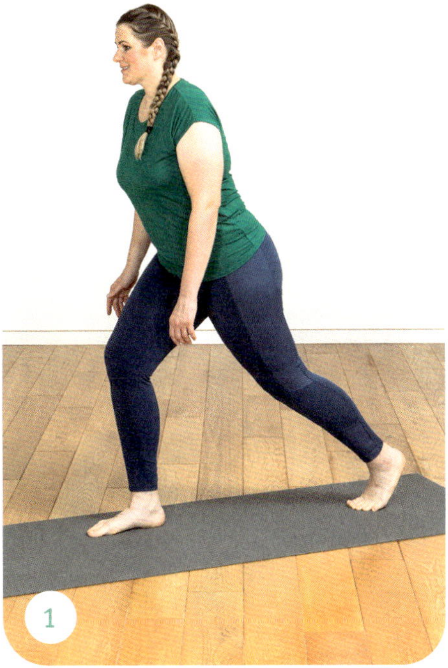

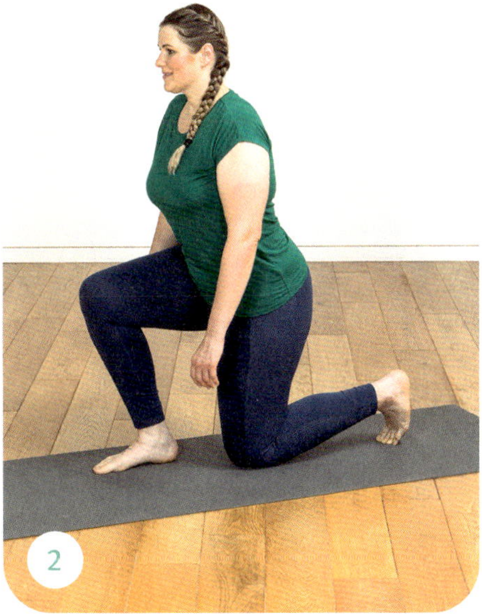

Hip Thrust

Bewegungsmuster: Hüftstreckung (Seite 46) Der Hip Thrust ist eine der wirksamsten Übungen für die Gesäßmuskulatur. In dieser Variante liegt der Oberkörper auf einer Couch oder Bank, wodurch der Bewegungsradius größer ist als beim klassischen Beckenheben am Boden. Das führt zu einer intensiveren Beanspruchung der Gesäßmuskeln und stärkt gleichzeitig die hintere und vordere Oberschenkelmuskulatur.

Zielmuskulatur: großer Gesäßmuskel, hintere und vordere Oberschenkelmuskel, stabilisierende Rumpfmuskulatur

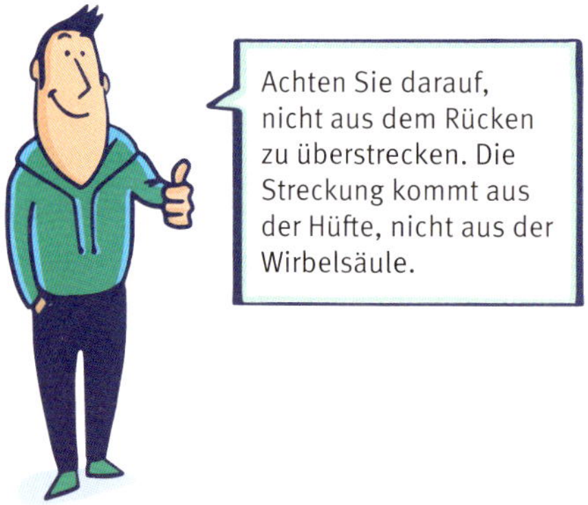

Ausgangsstellung: Setzen Sie sich vor eine Couch oder einen Sofahocker und lehnen Sie sich mit dem oberen Rücken (Schulterblattbereich) dagegen. Stellen Sie die Füße etwa hüftbreit auf den Boden, sodass die Schienbeine bei gehobenem Becken nahezu senkrecht stehen. Die Arme liegen locker seitlich auf der Couch zur Stabilisierung oder gekreuzt vor der Brust. ❶

Ausführung: Bauch und Gesäß fest anspannen. Die Fersen in den Boden drücken und das Becken nach oben anheben, bis Oberkörper und Oberschenkel eine gerade Linie bilden. Die Spannung im Gesäß halten und das Becken dann langsam und kontrolliert wieder absenken, aber nicht vollständig auf dem Boden ablegen. ❷

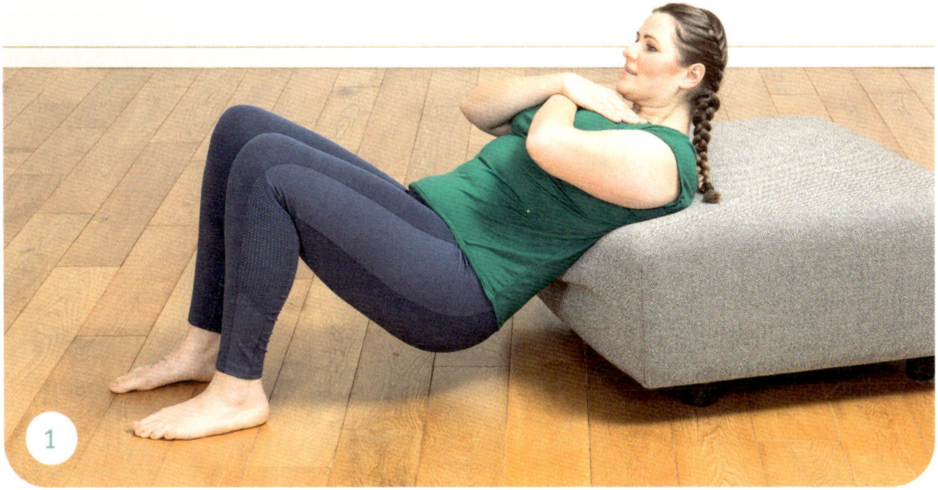
1

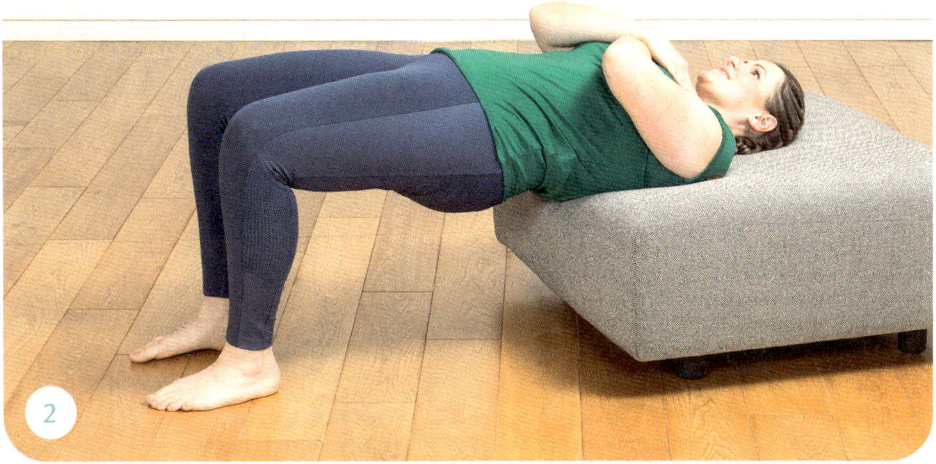
2

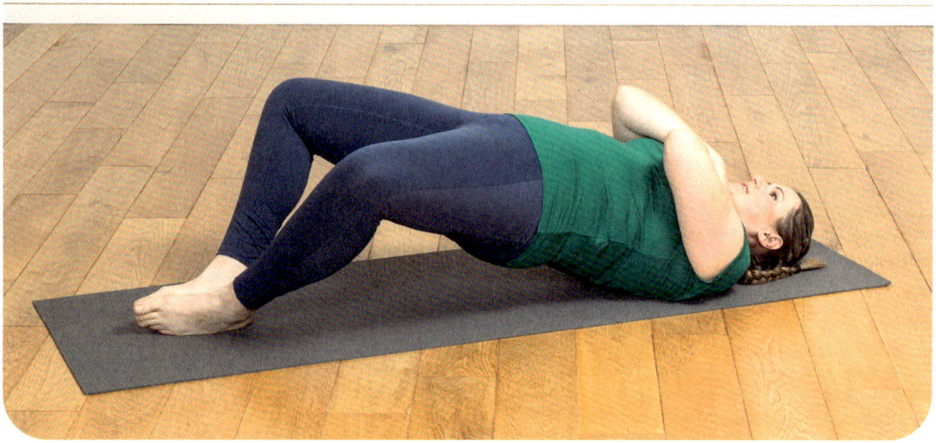

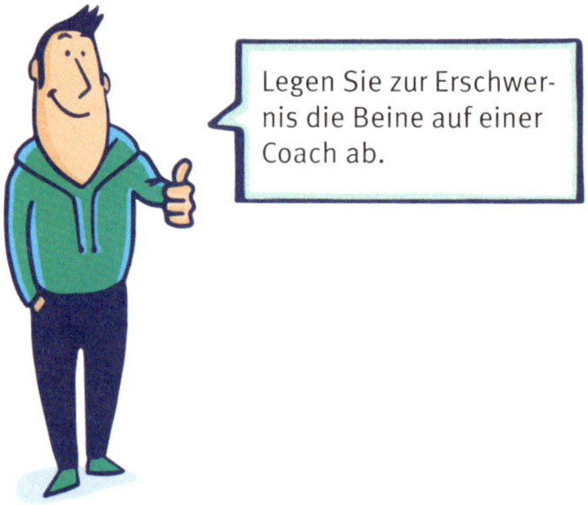

Frog Pumps

Bewegungsmuster: Hüftstreckung (Seite 46) Diese Übung aktiviert das Gesäß, vor allem die äußeren Teile der Gesäßmuskulatur werden angesprochen – wichtig für einen gesunden Rücken und Hüftstabilität.

Zielmuskulatur: großer Gesäßmuskel, hintere Oberschenkel, stabilisierende Rumpfmuskulatur

Ausgangsstellung: Legen Sie sich auf den Rücken. Die Fußsohlen aneinanderlegen, die Knie locker nach außen fallen lassen. Die Arme auf der Brust verschränken.

Ausführung: Das Gesäß anspannen, das Becken anheben und von Brust bis Knie eine gerade Linie bilden. Die Spannung kurz halten, dann das Becken langsam senken. Die Knie bleiben dabei außen.

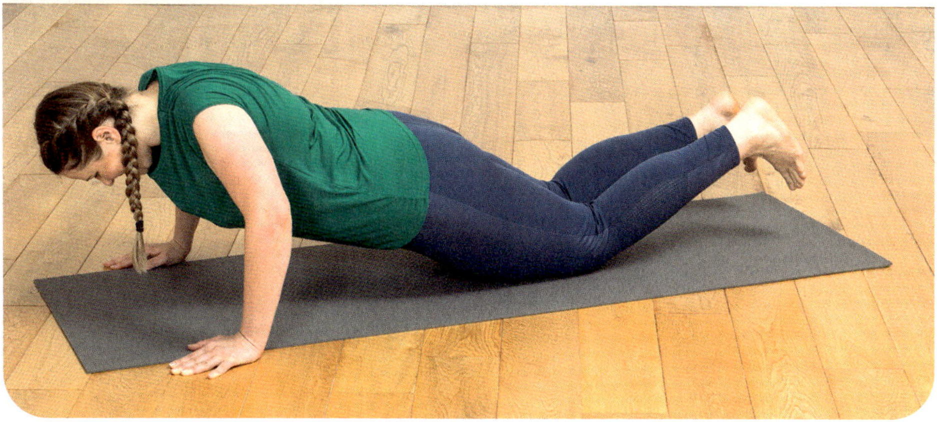

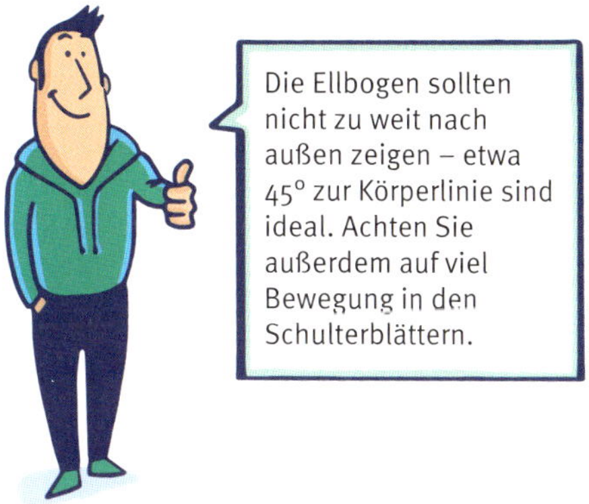

Knie-Liegestütz

Bewegungsmuster: Drückbewegung (Seite 48) Diese Variante des klassischen Liegestützes stärkt Brust, Arme und Rumpf – angepasst an das individuelle Fitnesslevel.

Zielmuskulatur: Brustmuskulatur, Trizeps, Schultern, Rumpf

Ausgangsstellung: Gehen Sie in den Liegestütz auf den Knien, mit den Händen unter den Schultern und dem Körper in einer Linie von Kopf bis Knie.

Ausführung: Die Arme beugen und den Oberkörper kontrolliert absenken, ohne die Spannung im Rumpf zu verlieren. Die Bewegung vor allem über die Schulterblätter initiieren. Dann wieder nach oben drücken.

Überkopf-Drücken mit Gymnastikband

Bewegungsmuster: Drückbewegung (Seite 48) Diese Schulterübung verbessert die Überkopfbeweglichkeit, die Kraft in Rücken und Schultern und sorgt gleichzeitig für eine aufrechte Körperhaltung. Somit ist sie ideal für alle, die viel sitzen oder ihre Rumpf- und Schultermuskulatur kräftigen wollen. Diese Übung gilt als Vorbereitung für das Überkopf-Drücken aus dem Profi-Teil (Seite 111).

Zielmuskulatur: Schultern, oberer Rücken, Schulterstabilisatoren

Ausgangsstellung: Fixieren Sie das Gymnastikband vor Ihrem Körper, z. B. an einer Türklinke, und nehmen Sie die Enden fest in die Hände. Strecken Sie die Arme auf Schulterhöhe zur Seite und winkeln Sie die Unterarme an, die Ellbogen liegen auf Schulterhöhe, die Handflächen zeigen zum Körper. ❶

Ausführung: Die Arme kontrolliert nach oben führen, bis sie in einer Linie mit dem Oberkörper fast ganz durchgestreckt sind, dabei Schultern, Ellenbogen und Hände maximal zurückziehen. Dann wieder langsam in die Ausgangsposition senken. Der Rücken bleibt gerade, der Bauch ist leicht angespannt. ❷

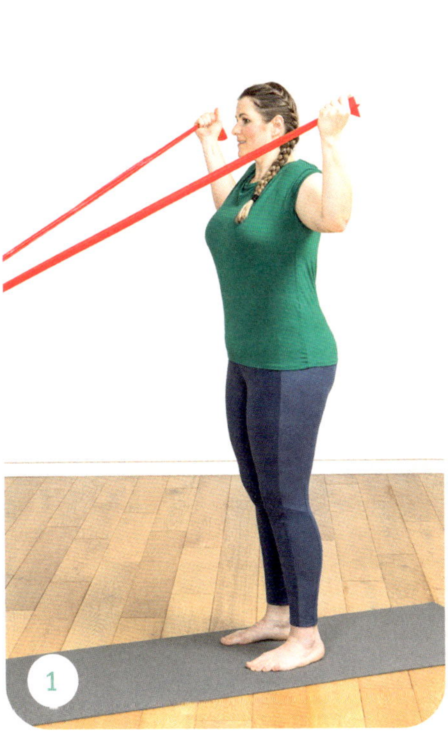

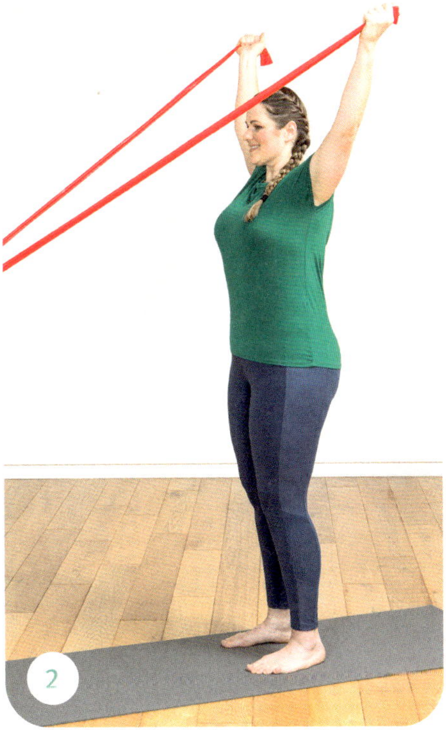

Rudern mit Gymnastikband

Bewegungsmuster: Zugbewegung (Seite 50) Diese Variante des Ruderns kräftigt den gesamten oberen Rücken sowie die hinteren Schultern. Sie ist ideal, um Haltung und Schulterstabilität zu verbessern, besonders als Ausgleich zu sitzender Tätigkeit. Sie gilt als Vorbereitung für das vorgebeugte Rudern aus dem Profi-Teil (Seite 112).

Zielmuskulatur: oberer Rücken, Schulterblattmuskulatur, hintere Schultern

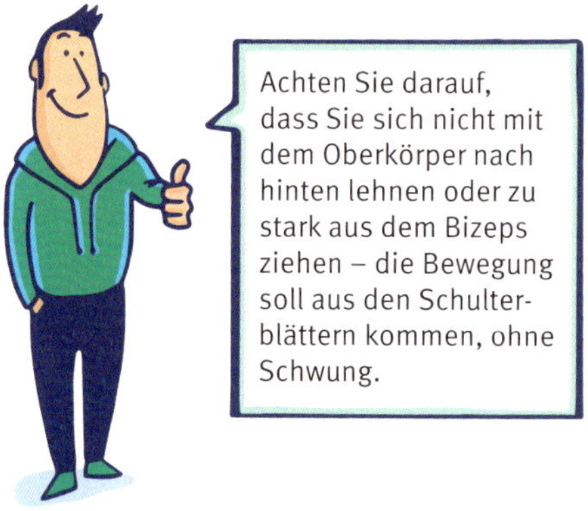

Ausgangsstellung: Befestigen Sie das Gymnastikband etwa auf Hüfthöhe an einem festen Gegenstand (z. B. Türklinke, Geländer). Stehen Sie stabil im Ausfallschritt oder aufrecht, falls das Band höher angebracht ist. Fassen Sie beide Enden des Bandes, die Arme sind dabei nach vorne gestreckt. ❶

Ausführung: Beide Hände gleichzeitig in Richtung Oberkörper anziehen, dabei die Ellbogen leicht abspreizen. Schulterblätter aktiv nach hinten unten ziehen. Die Position kurz halten, dann die Arme langsam und kontrolliert wieder strecken und die Schulterblätter langsam wieder auseinanderziehen. ❷

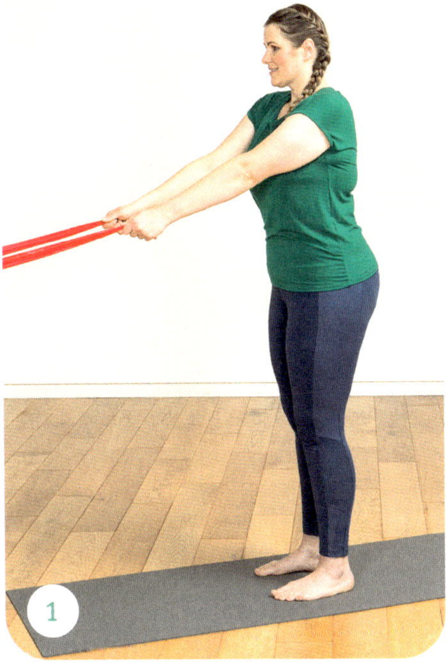
1

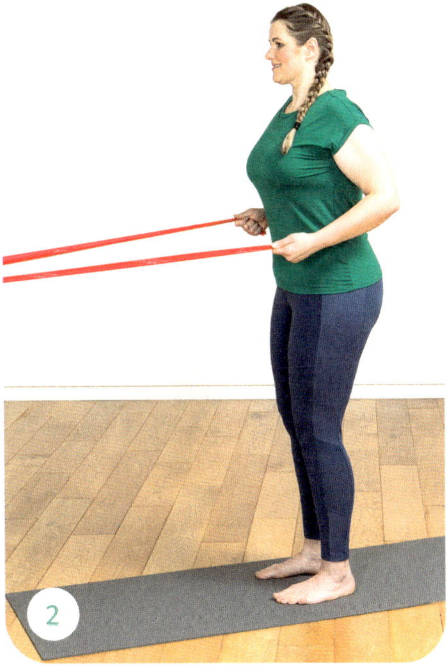
2

Facepulls mit Gymnastikband

Bewegungsmuster: Zugbewegung (Seite 50) Diese Übung trainiert die oft vernachlässigten hinteren Schultern sowie die Außenrotatoren. Sie ist besonders hilfreich für eine gesunde Schultermechanik und eine gesunde Überkopfbeweglichkeit und beugt Verspannungen vor.

Zielmuskulatur: oberer Rücken, Schulterblattmuskulatur, hintere Schultern, Außenrotatoren

Ausgangsstellung: Befestigen Sie das Gymnastikband etwa auf Brusthöhe, z. B. an einer Türklinke. Greifen Sie es mit beiden Händen und stellen Sie sich hin, die Füße hüftbreit auseinander und die Knie leicht gebeugt. Die Ellbogen liegen auf Schulterhöhe. ❶

Ausführung: Ellbogen, Schultern und Hände so weit wie möglich zurückziehen und nach außen drehen. Den Unterarm im rechten Winkel anheben. ❷

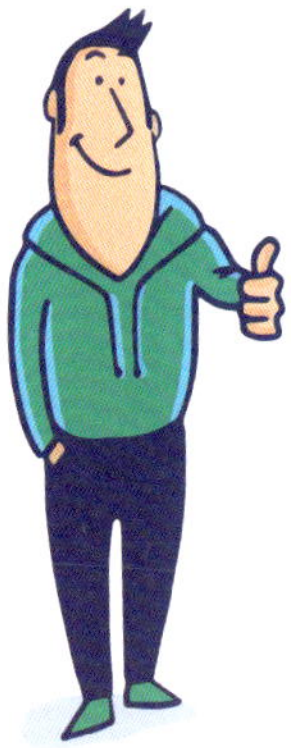

Führen Sie die Bewegung gezielt aus dem oberen Rücken, nicht aus dem Nacken aus.

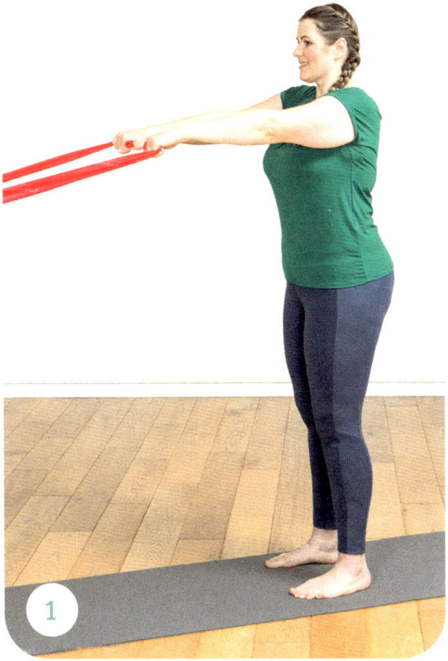
1

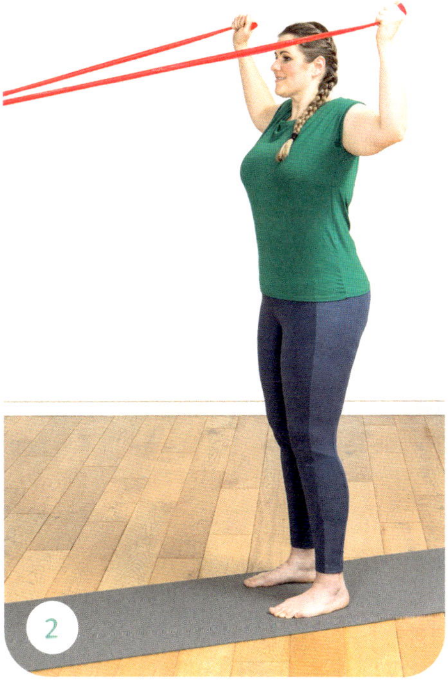
2

Plank (Unterarmstütz)

Diese Ganzkörperübung stärkt die Rumpfmuskulatur, verbessert die Haltung und beugt Rückenbeschwerden vor. Sie ist ideal zur Stabilisierung der Körpermitte und als Basisübung für viele weitere Bewegungsformen.

Zielmuskulatur: Bauchmuskeln, tiefe Rumpfmuskulatur, Hüftbeuger, Schulterstabilisatoren

Ausgangsstellung: Gehen Sie in den Unterarmstütz, mit den Ellbogen unter den Schultern. Die Beine sind gestreckt, die Füße hüftbreit, sodass der Körper eine gerade Linie von Kopf bis Ferse bildet.

Ausführung: Die Spannung im gesamten Körper halten, den Bauchnabel leicht nach innen ziehen und auf einen stabilen Rücken achten. Ruhig und gleichmäßig atmen. Zu Beginn können Sie den Rücken etwas einrunden. Ziel sollte aber sein, den Rumpf so neutral wie möglich zu halten (leichte Streckung). ❶

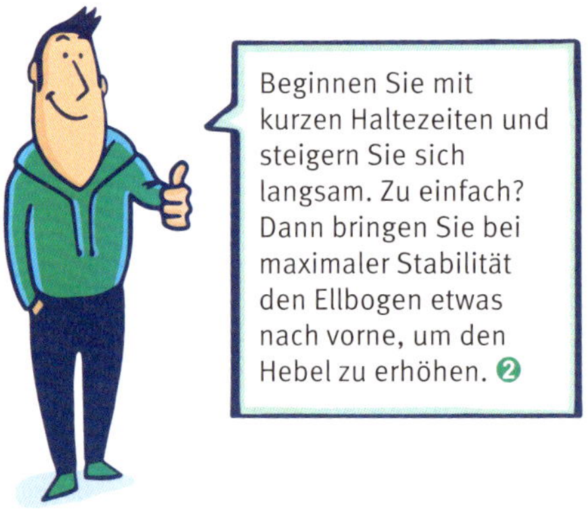

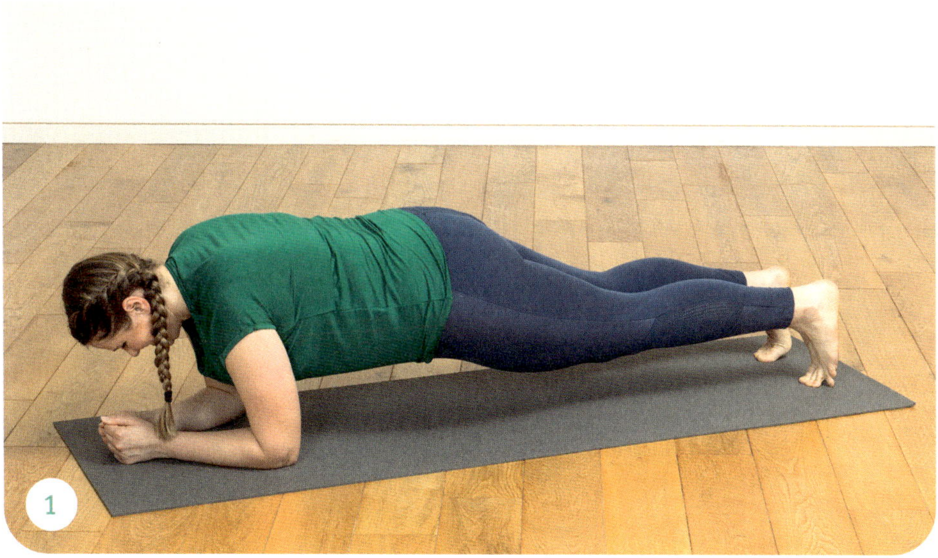
1

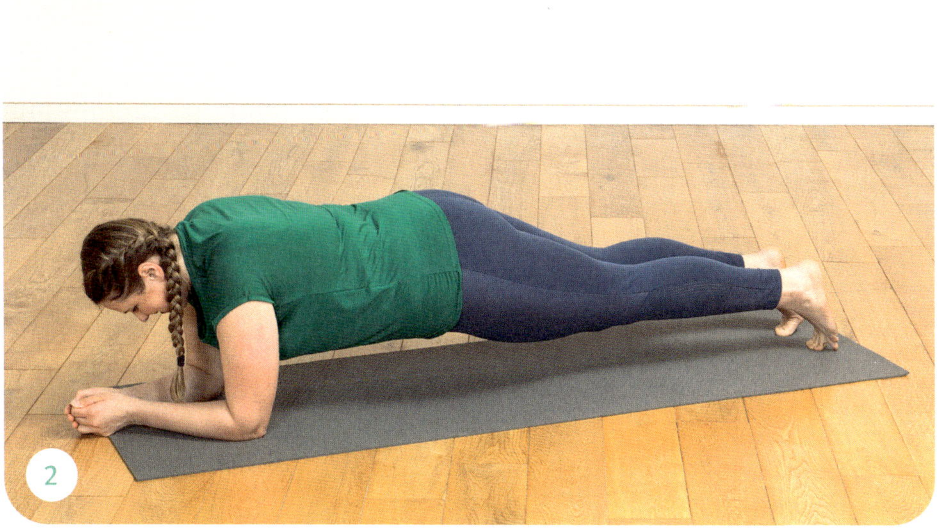
2

Reverse Crunch

Dies ist eine effektive Bauchmuskelübung, bei der der untere Teil der geraden Bauchmuskulatur besonders angesprochen wird. Sie hilft, die Körpermitte zu stabilisieren, ein wichtiger Aspekt für Gleichgewicht, Haltung und Rückengesundheit. Besonders empfehlenswert bei Hohlkreuz.

Zielmuskulatur: untere gerade Bauchmuskulatur

Ausgangsstellung: Legen Sie sich flach auf den Rücken, mit den Armen seitlich neben dem Körper. Die Beine sind angewinkelt, die Füße in der Luft und der Kopf angehoben. ❶

Ausführung: Das Becken leicht vom Boden abheben, kippen und die Knie etwas in Richtung Brust ziehen. Dann das Becken langsam und kontrolliert wieder absenken, der Oberkörper bleibt ruhig. ❷

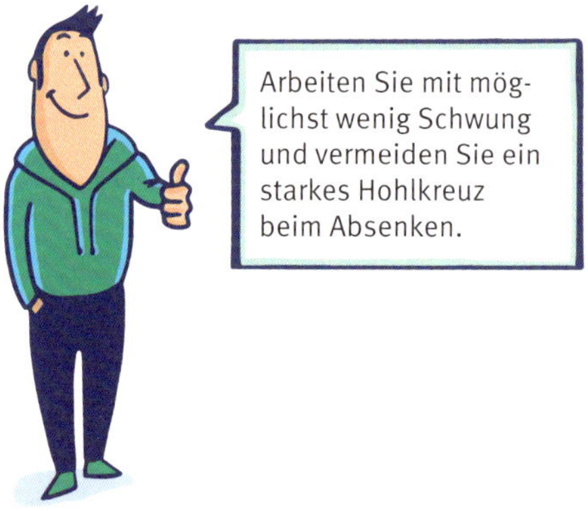

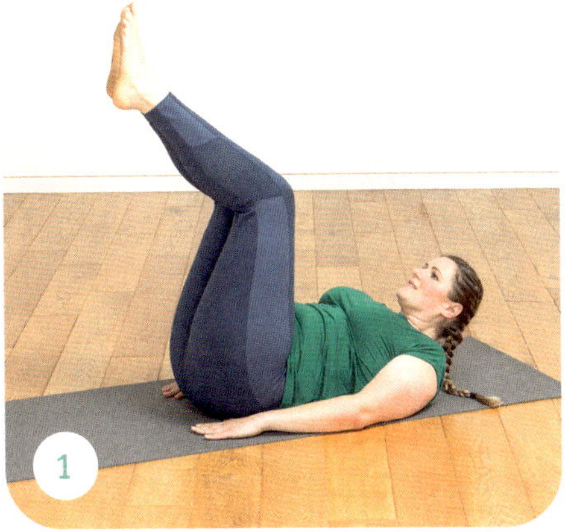
1

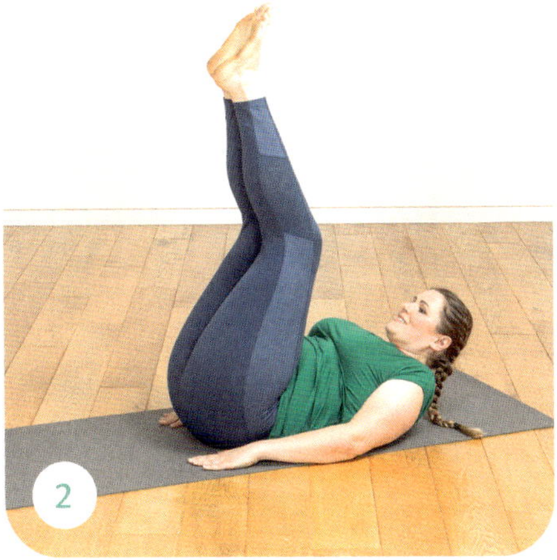
2

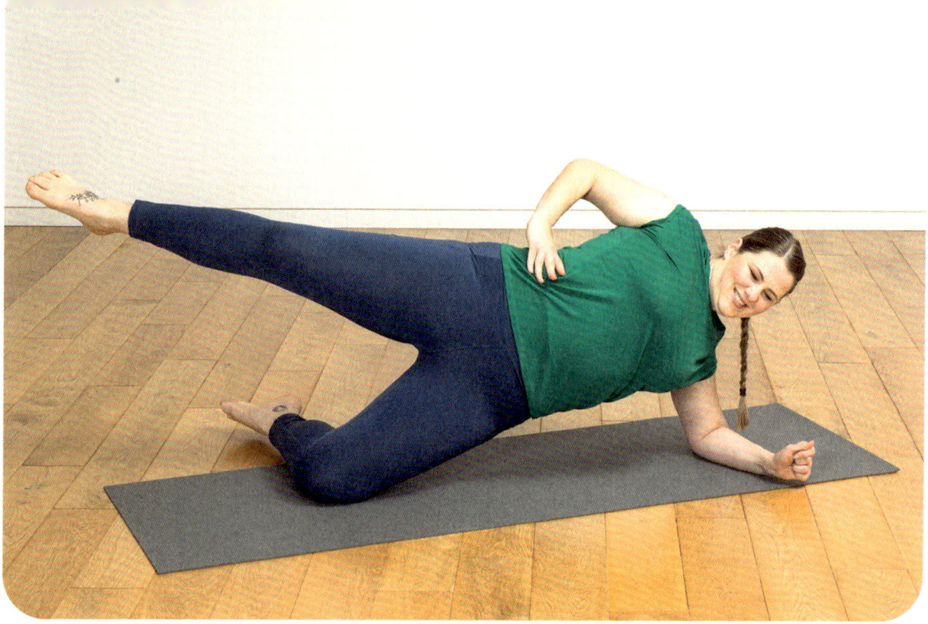

Side Plank mit Abduktion

Hier wird Stabilität mit Bewegung kombiniert: Das seitliche Anheben des oberen Beins kräftigt zusätzlich die Hüftmuskulatur – wichtig für Hüftstabilität, Gleichgewicht und sicheres Gehen.

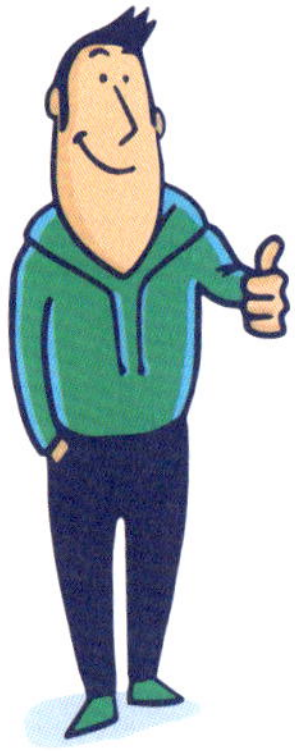

Diese Übung fordert Rumpf und Beine gleichzeitig und bringt Ihren Kreislauf sanft in Schwung. Eine tolle Übung für Koordination, Kraft und Stoffwechsel.

Zielmuskulatur: seitliche Bauchmuskeln, seitlicher Gesäßmuskel

Ausgangsstellung: Nehmen Sie die Seitstützposition ein und winkeln Sie das untere Bein ab. Drücken Sie sich aus Schulter und Gesäß nach oben. Der Körper bildet eine gerade Linie, die Schulter liegt über dem Ellbogen. ❶

Ausführung: Das obere Bein langsam seitlich anheben und kontrolliert senken, ohne die Spannung im Rumpf zu verlieren. Den Körper stabil halten und gleichmäßig atmen. ❷

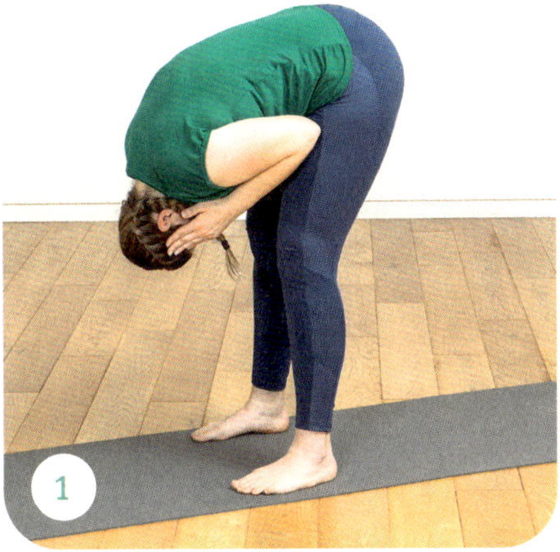
1

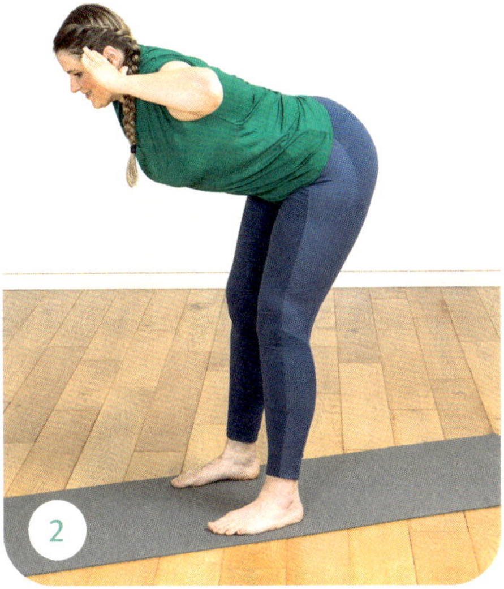
2

Wirbelsäulen-Streckung in Kniebeuge

Diese Übung kombiniert Mobilität und Kraft auf intelligente Weise. Durch das Zusammenspiel von Rumpfstreckung und Kniebeuge trainieren Sie Rückenstrecker dynamisch und Beinmuskulatur statisch in einer funktionellen Einheit – besonders wertvoll für Haltung, Stabilität sowie gegen Rückenschmerzen und Altersbuckel.

Zielmuskulatur: Rückenstrecker, Gesäß, Oberschenkelvorderseite

Ausgangsstellung: Stellen Sie sich stabil hin, mit den Füßen etwas mehr als hüftbreit auseinander, die Knie zeigen in Richtung der Zehen, die Hände liegen seitlich am Kopf.

Ausführung: Die Wirbelsäule einrollen ❶ und wieder langsam Wirbel für Wirbel strecken. Die Schulterblätter leicht zusammenziehen und den Brustbereich aufrichten. ❷ Die Position kurz halten, dann die Übung wiederholen.

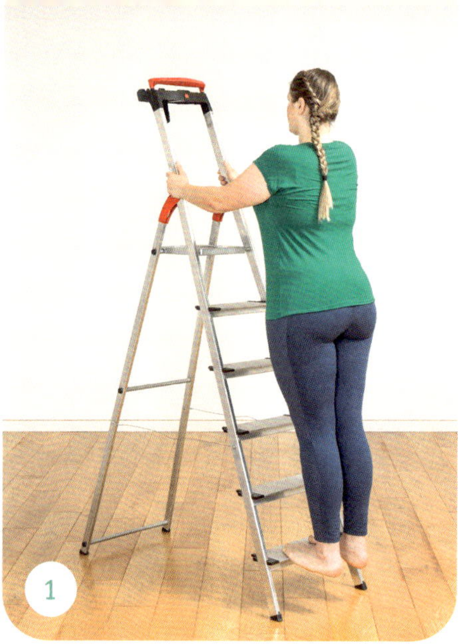

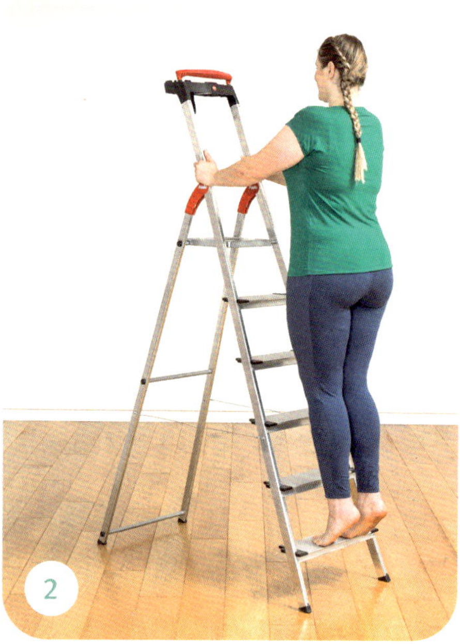

Wadenheben mit Erhöhung

Diese Übung kräftigt die Wadenmuskulatur und verbessert die Beweglichkeit im Sprunggelenk. Durch die größere Bewegungsamplitude ist diese Übung schwerer als die Übung am Boden (Seite 72), durch die Dehnung erfährt die Wadenmuskulatur einen höheren Reiz.

Zielmuskulatur: Wadenmuskulatur, stabilisierende Muskulatur im Sprunggelenk

Ausgangsstellung: Stellen Sie sich mit beiden Beinen mit dem Vorfuß auf eine Erhöhung (Leiter, Stufe). Die Beine stehen hüftbreit auseinander, die Knie gestreckt, der Bauch leicht angespannt, der Oberkörper aufrecht. Eventuell mit den Händen festhalten. ❶

Ausführung: Langsam und kontrolliert hochdrücken, die Position 1 Sekunde halten und die Fersen 2 Sekunden absenken, bis sie leicht unter die Stufenhöhe sinken. Die Dehnung in der Wade spüren, dann wiederholen. ❷

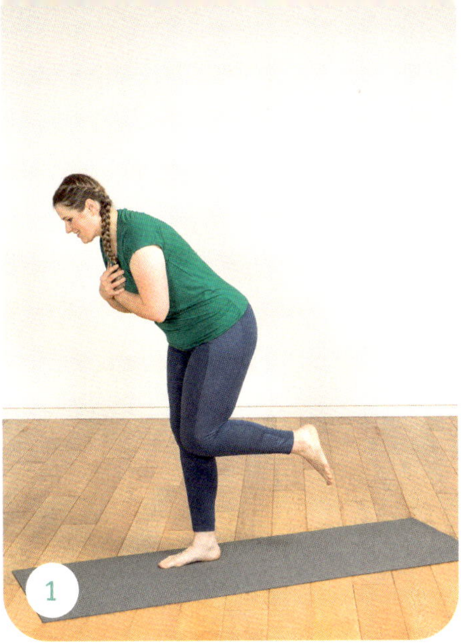

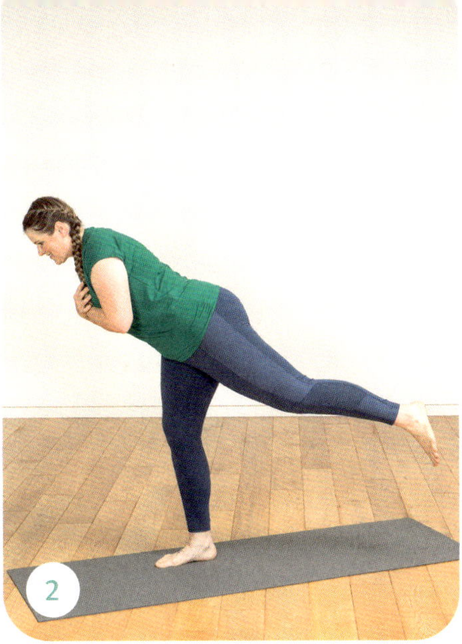

Glute Kickbacks vorgebeugt

Diese Übung stärkt gezielt den Gesäßmuskel, verbessert Gleichgewicht und Beckenstabilität und unterstützt eine gesunde Hüftfunktion – besonders wichtig zur Entlastung von Rücken und Knien.

Zielmuskulatur: Gesäßmuskulatur, Rückenstrecker

Ausgangsstellung: Stehen Sie leicht nach vorne geneigt, halten Sie die Hände vor der Brust oder stützen Sie sie bei Bedarf an einer Wand oder Stuhllehne, ein Bein ist leicht gebeugt als Standbein. ❶

Ausführung: Führen Sie das freie Bein ohne Schwung gestreckt schräg nach hinten oben, ohne ins Hohlkreuz zu fallen. Das Gesäß aktiv anspannen, kurz halten, dann zurückführen. Sie sollten die muskuläre Anspannung im Gesäß spüren. ❷

Übungen für Profis

Wenn Sie Ihr Training gezielt intensivieren möchten, ist das Profi-Programm genau richtig. Es baut auf den erlernten Grundlagen auf und fordert Ihre Muskulatur durch anspruchsvollere Varianten heraus.

Mit komplexen Bewegungsabläufen und zusätzlichen Herausforderungen für die Rumpfstabilität steigern Sie nicht nur Ihre Kraft, sondern auch Koordination und Körperkontrolle. Gerade für Menschen mit Typ-2-Diabetes ist dies besonders wichtig: Je höher die muskuläre Aktivität und je mehr Muskelmasse gefordert wird, desto stärker profitieren Blutzucker, Insulinsensitivität und Stoffwechsel.

Achten Sie darauf, wie bisher sauber zu trainieren, bewusst Pausen einzuhalten und sich nicht zu überlasten. Qualität geht vor Quantität, auch auf höherem Level. Wenn Sie merken, dass eine Übung noch zu schwer ist, wechseln Sie einfach wieder zur entsprechenden Variante aus dem Fortgeschrittenen- oder Einsteiger-Programm.

Für die Profi-Übungen sind Kurzhanteln sehr empfehlenswert, um neue und intensivere Reize zu schaffen. Hier lernen Sie auch weitere Zusatzübungen, etwa für den Bizeps kennen, die man optimalerweise 3–4 × pro Woche ausführt.

Trainingsplan

In der folgenden Tabelle finden Sie ein Beispiel für einen Ganzkörperplan, der 3–4 × pro Woche ausgeführt werden sollte. Planen Sie auch hier wieder ein Warm-up von 5–10 Minuten ein, für die eigentlichen Übungen im Anschluss dann ca. 25–30 Minuten, mit Zusatzübungen etwas länger. Sie sehen hier die Anwendung von Supersätzen. Die Übungen mit derselben Nummer werden im Wechsel ausgeführt. Wenn Sie möchten, können Sie die Zusatzübungen auch variieren.

Trainingsplan für Profis

Nummer	Bewegungsmuster	Übung	Wiederholungen in den Sätzen
1a	Kniebeuge	Bulgarian Split Squat	11, 10, 9
1b	Drückbewegung	Liegestütz	12,10
2a	Zugbewegung	Rudern mit Kurzhanteln	15, 15, 14
2b	Hüftstreckung	einbeiniges Beckenheben	14, 12

Zusatzübungen für Profis

Nummer	Muskelgruppen	Übung	Wiederholungen in den Sätzen
3a	Waden	Wadenheben einbeinig mit Erhöhung	14, 13
3b	Bauch	Leg Raises	10, 9
4a	Rückenstrecker	Y in Bauchlage	5, 4
4b	Rumpf seitlich	Side Plank mit doppelter Abduktion	9, 8
5	Core (tiefe Bauchmuskulatur)	Pallof Press mit Gymnastikband	1
6a	Bizeps	Bizeps Curls mit Kurzhanteln (Gewicht notieren)	11, 10
6b	Trizeps	enge Knie-Liegestütze	12, 11

Bulgarian Split Squat

Bewegungsmuster: Kniebeuge (Seite 44) Diese herausfordernde einbeinige Kniebeugevariante ist ein echter Geheimtipp für starke Beine und einen stabilen Rumpf. Sie fördert nicht nur Kraft, sondern auch Gleichgewicht und Koordination – perfekt für den Alltag und die Sturzprophylaxe.

Zielmuskulatur: Oberschenkelvorderseite, Gesäß

Ausgangsstellung: Stellen Sie sich mit einem großen Schritt Abstand mit dem Rücken vor eine Couch oder einen Sofahocker und legen Sie einen Fuß mit dem Fußrücken darauf ab. Der Oberkörper ist leicht vorgebeugt. ❶

Ausführung: Über das Standbein nach unten gehen und das hintere Knie kontrolliert in Richtung Boden senken, je tiefer, desto besser. Drücken Sie sich anschließend kraftvoll aus Gesäß und Oberschenkel des vorderen Beins wieder nach oben. Achten Sie darauf, die Ferse des vorderen Beins immer gut zu belasten. ❷

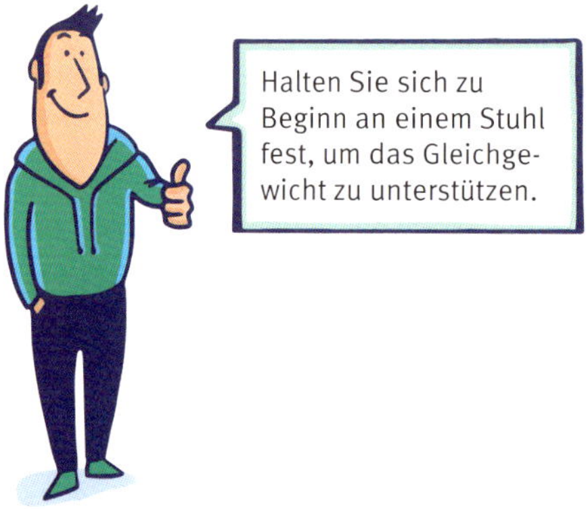

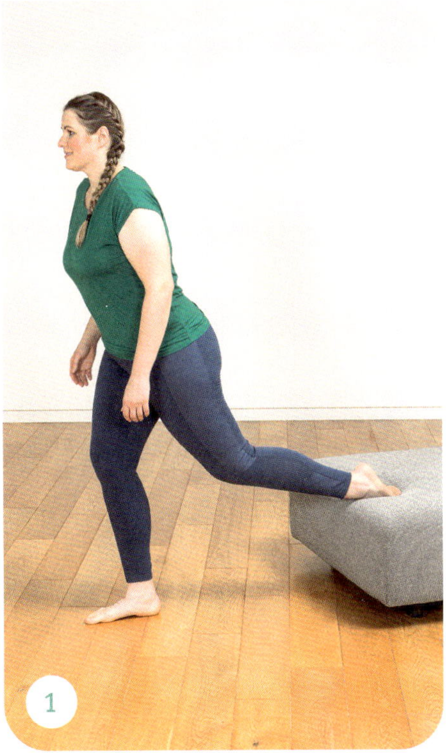
1

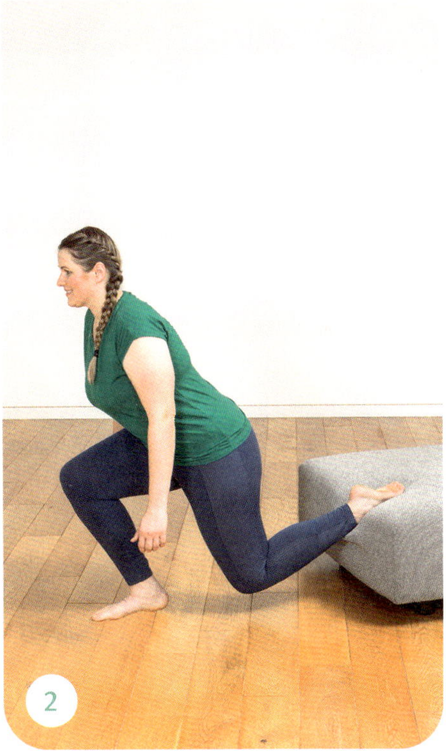
2

Einbeinige Kniebeuge auf dem Stuhl

Bewegungsmuster: Kniebeuge (Seite 44) Diese Variante der einbeinigen Kniebeuge ist besonders alltagstauglich: Sie kräftigt Beine und Gesäß und trainiert zusätzlich Gleichgewicht und Körperkontrolle.

Zielmuskulatur: Oberschenkelvorderseite, Gesäß, Hüftbeuger

Ausgangsstellung: Setzen Sie sich auf die Vorderkante eines Stuhls. Ein Bein ist aufgestellt, das andere nach vorne gestreckt und leicht angehoben. Der Oberkörper ist aufrecht, die Arme sind vor der Brust verschränkt. ❶

Ausführung: Drücken Sie sich über das Standbein hoch in den aufrechten Stand. Dann wieder kontrolliert absenken, dabei den Stuhl nur leicht berühren und nicht ganz hinsetzen. Den Blick dabei stets nach vorne richten. ❷

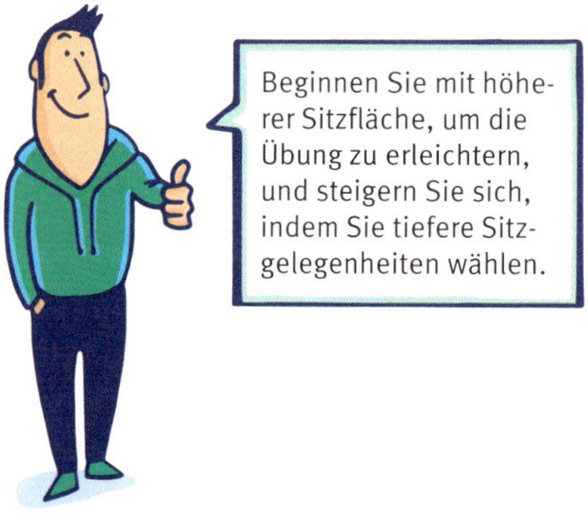

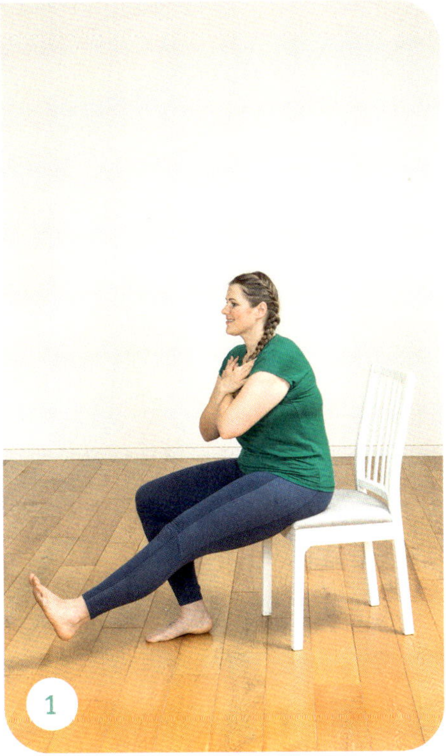
1

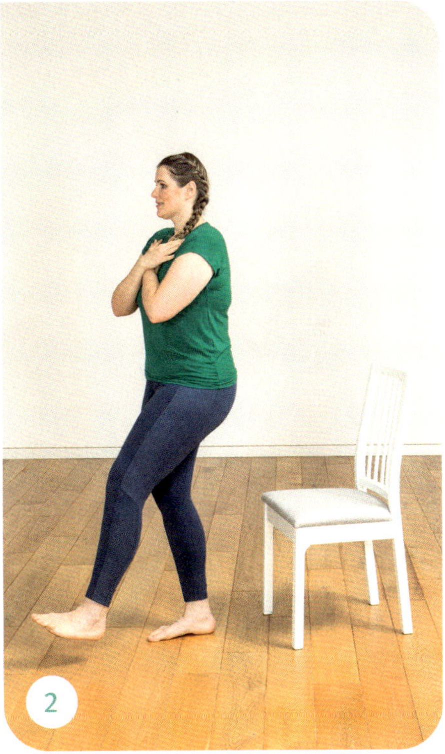
2

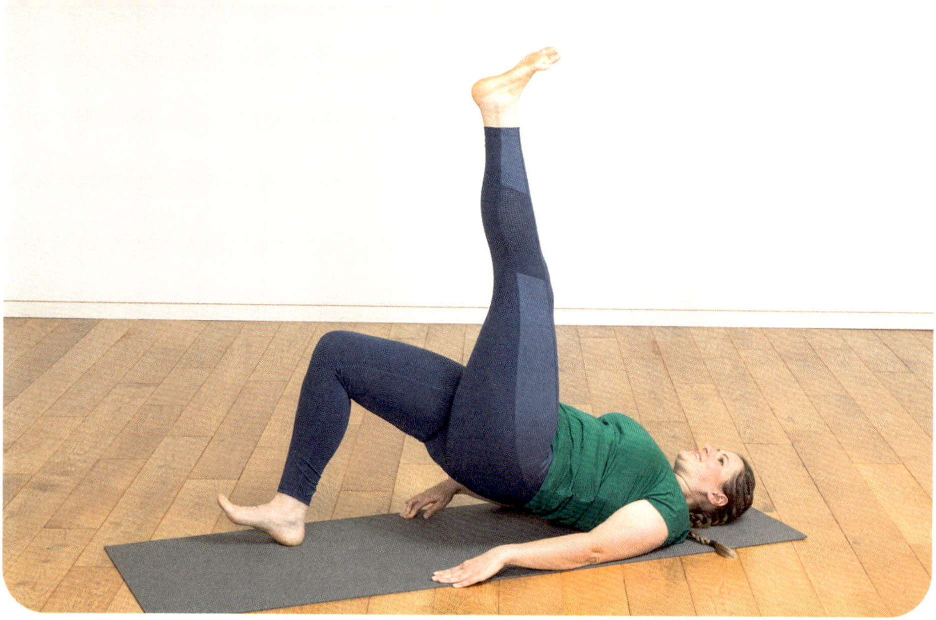

Einbeiniges Beckenheben

Bewegungsmuster: Hüftstreckung Diese Übung kennen Sie bereits aus dem Einsteigerteil (Seite 58), die einbeinige Variante davon ist um einiges schwieriger.

Zielmuskulatur: großer Gesäßmuskel, hintere Oberschenkel, Rückenstrecker

Ausgangsstellung: Legen Sie sich auf den Rücken, ein Bein ist angewinkelt, die Ferse am Boden, das andere Bein hoch gestreckt. Die Arme liegen entspannt neben (etwas leichtere Variante) oder auf dem Körper (anspruchsvollere Variante).

Ausführung: Die Ferse des Standbeins fest in den Boden drücken und das Becken langsam und kontrolliert heben, bis Schulter, Hüfte und Knie eine Linie bilden. Dann das Becken langsam und ohne Schwung wieder absenken. Dabei das Gesäß anspannen und nicht ins Hohlkreuz fallen.

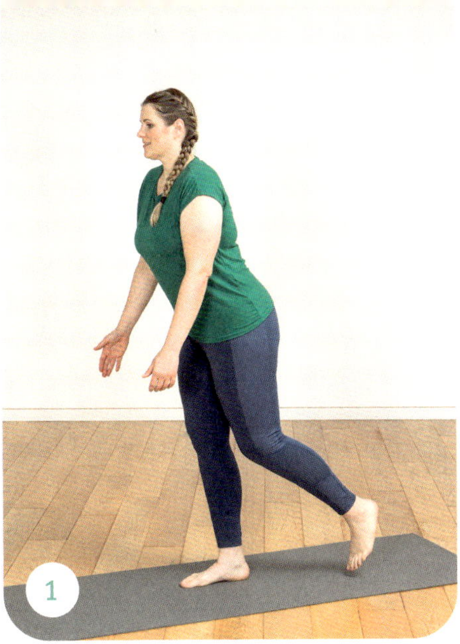

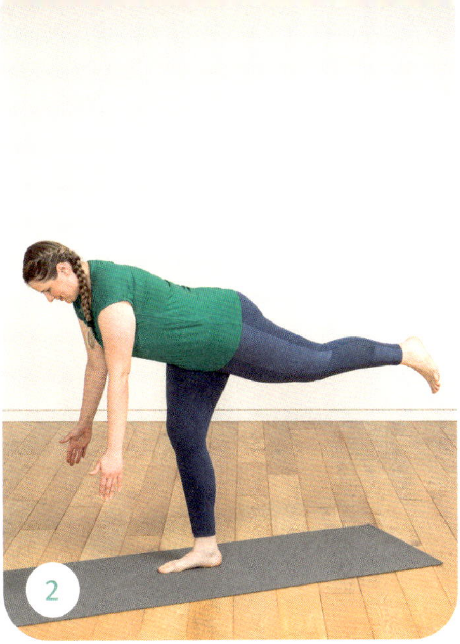

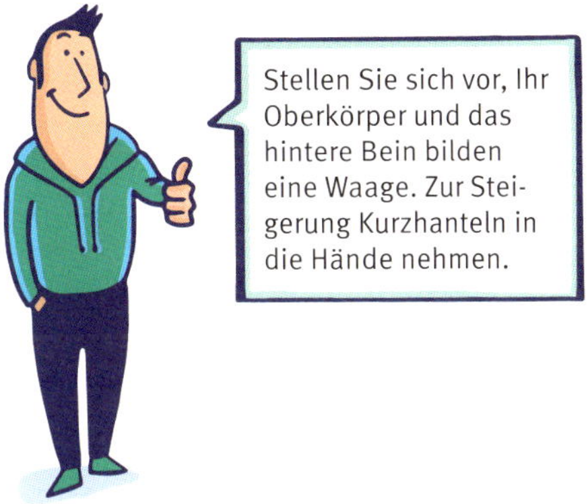

Einbeiniger Romanian Deadlift

Bewegungsmuster: Hüftstreckung (Seite 46) Diese Übung trainiert die gesamte hintere Kette – Gesäß, Rücken und Beinrückseite – und verbessert gleichzeitig Ihr Gleichgewichtsgefühl. Sie kennen diese Übung bereits von den Warm-up-Übungen (Seite 41).

Zielmuskulatur: hintere Oberschenkel, Gesäß, Rückenstrecker

Ausgangsstellung: Auf ein Bein stellen, das andere Bein locker anheben. Der Oberkörper ist aufrecht, die Arme hängen seitlich herunter. ❶

Ausführung: Aus der Hüfte nach vorne beugen und das freie Bein nach hinten strecken. Der Rücken bleibt gerade. Die Position 2 Sekunden halten. Das Standbein bleibt leicht gebeugt. ❷

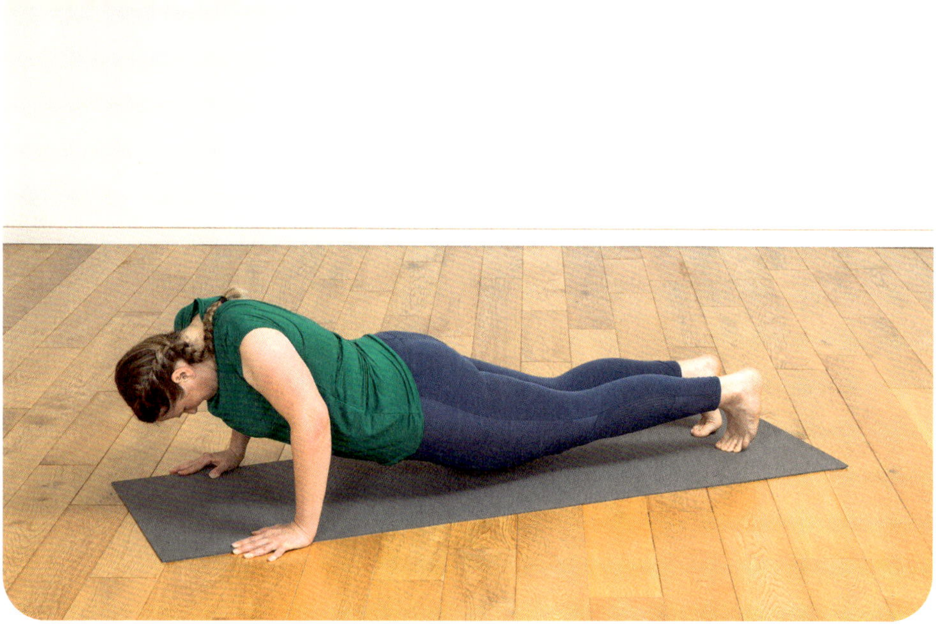

Liegestütz

Bewegungsmuster: Drückbewegung (Seite 48) Der Klassiker unter den Kraftübungen – Liegestütze trainieren nicht nur Brust und Arme, sondern den gesamten Rumpf. Eine Übung, die Körpergefühl, Kraft und Kontrolle fördert.

Zielmuskulatur: Brust, Trizeps, Schultern, Rumpf

Ausgangsstellung: Gehen Sie in die gestreckte Liegestützposition – Hände unter den Schultern, Körper in einer Linie.

Ausführung: Den Oberkörper kontrolliert absenken und wieder nach oben drücken. Die Ellbogen zeigen leicht schräg nach hinten. Achten Sie dabei auf viel Bewegung in den Schulterblättern und vermeiden Sie einen zu spitzen Schulterwinkel (siehe dazu auch die Hinweise auf Seite 48).

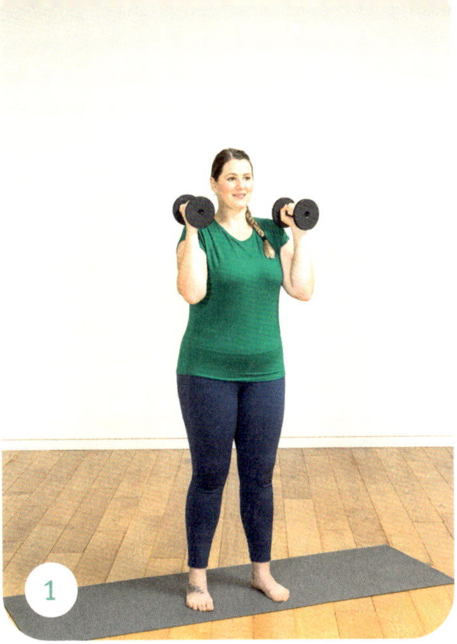
1

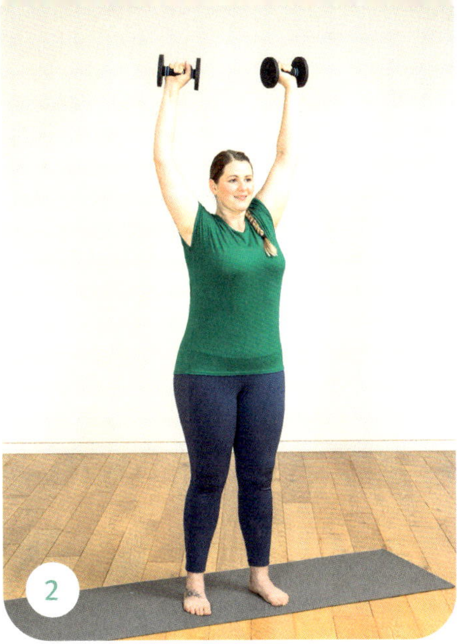
2

Überkopf-Drücken mit Kurzhanteln

Bewegungsmuster: Drückbewegung (Seite 48) Diese Übung stärkt Schultern, Arme und Rumpf, setzt aber eine sehr gute Überkopf-Beweglichkeit und Stabilität voraus.

Zielmuskulatur: Schultern, Trizeps, oberer Rücken

Ausgangsstellung: Stehen Sie aufrecht, halten Sie in jeder Hand eine Kurzhantel auf Schulterhöhe. Die Handflächen zeigen nach innen. ❶

Ausführung: Beide Gewichte gleichzeitig gerade nach oben drücken, bis die Arme ganz gestreckt sind und die Handflächen nach vorne zeigen. Anschließend wieder kontrolliert bis auf Schulterhöhe absenken. Dabei den Rumpf stabil halten und nicht ins Hohlkreuz fallen. ❷

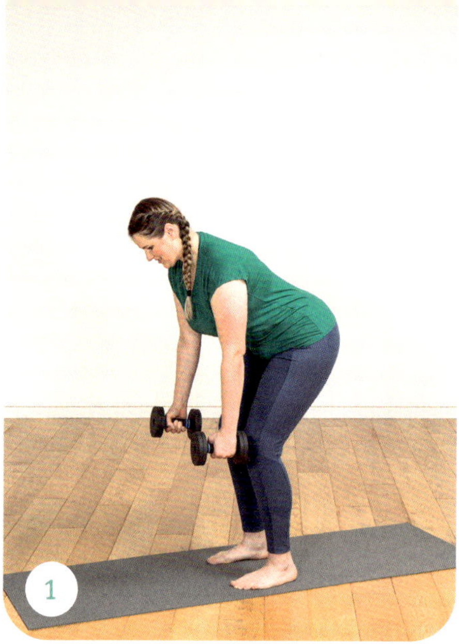

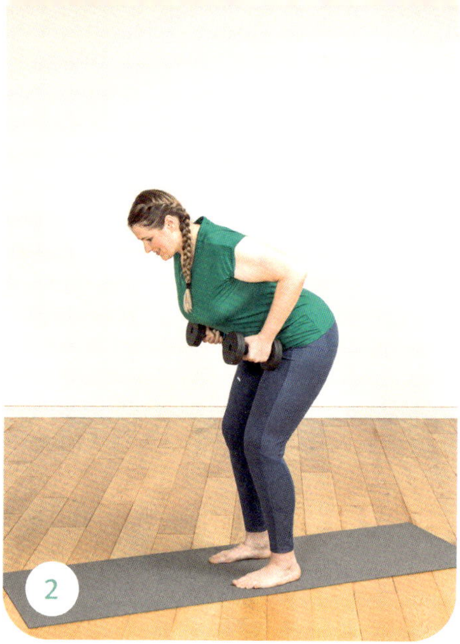

Rudern vorgebeugt mit Kurzhanteln

Bewegungsmuster: Zugbewegung (Seite 50) Diese Ruderübung ist ein Klassiker für einen starken Rücken. Sie verbessert die Haltung, stabilisiert die Schultern und kräftigt die ziehende Muskulatur.

Zielmuskulatur: oberer Rücken, Rückenstrecker, Bizeps

Ausgangsstellung: Im Stand mit leicht gebeugten Knien den Oberkörper bei geradem Rücken nach vorne neigen. In beiden Händen eine Kurzhantel halten. ❶

Ausführung: Die Hanteln kontrolliert über die Schulterblätter, nicht nur mit der Armkraft, hoch in Richtung Hüfte ziehen, bis die Schulterblätter beisammen sind. Die Spannung halten, dann langsam absenken. ❷

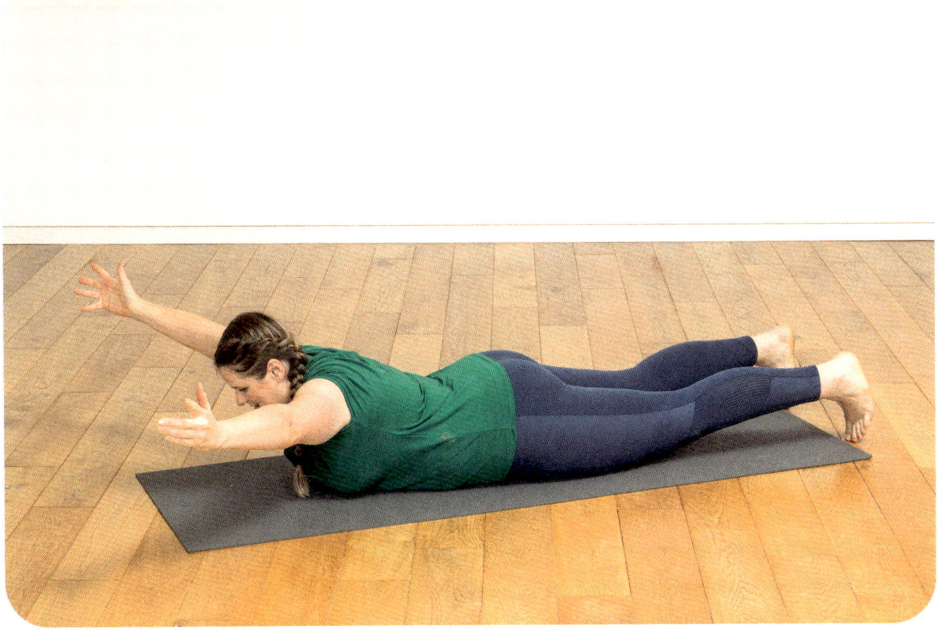

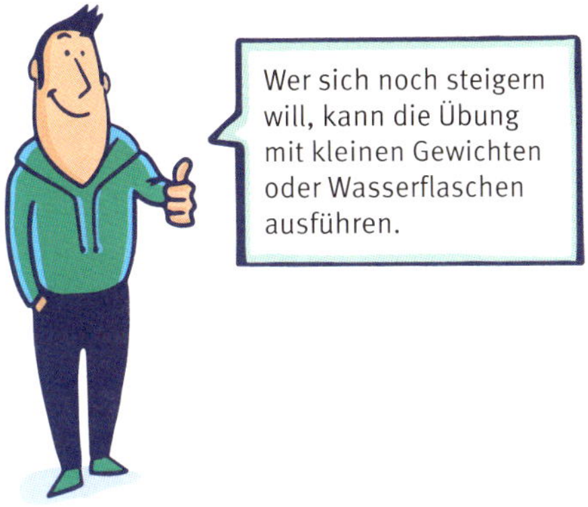

Y in Bauchlage

Bewegungsmuster: Zugbewegung (Seite 50) Diese einfache, aber effektive Übung kräftigt Rückenstrecker sowie die obere Rückenmuskulatur und verbessert Ihre Haltung – besonders wertvoll bei Rundrücken oder Nackenschmerzen.

Zielmuskulatur: Rückenstrecker, oberer Rücken, Schultern

Ausgangsstellung: Legen Sie sich flach auf den Bauch, die Arme nach vorne gestreckt, leicht schräg nach außen, sodass sie ein Y bilden. Die Daumen zeigen nach oben.

Ausführung: Gleichzeitig Arme, Brust und Kopf leicht vom Boden abheben, dabei die Schulterblätter in Richtung Decke ziehen. Die Position kurz halten und dann wieder kontrolliert absenken.

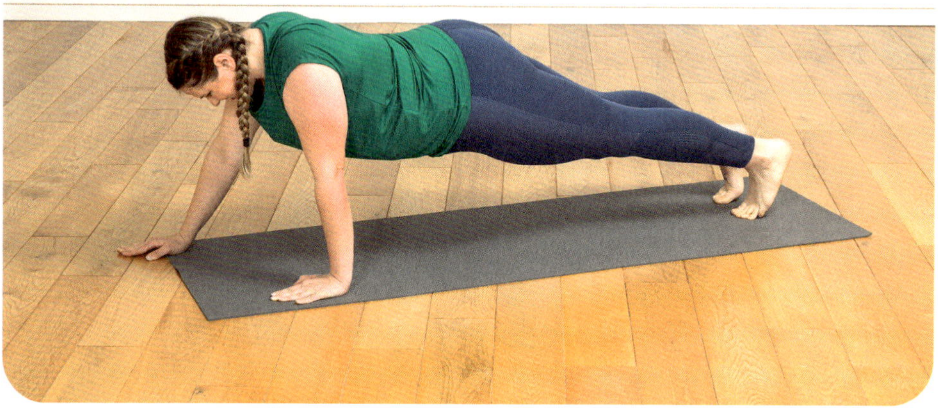

Arm Reach im Liegestütz

Diese Übung sieht unspektakulär aus, ist aber eine echte Herausforderung für Ihre Rumpfstabilität. Durch die einseitige Belastung wird die Tiefenmuskulatur aktiviert, was Haltung, Balance und Körperkontrolle im Alltag deutlich verbessert.

Zielmuskulatur: Core (tiefe Bauch- und Rückenmuskulatur), Schultern

Ausgangsstellung: Gehen Sie in den hohen Liegestütz – Arme gestreckt, Hände unter den Schultern, Füße etwas mehr als schulterbreit auseinander. Der Körper bildet eine gerade Linie von Kopf bis Fuß.

Ausführung: Einen Arm langsam ein paar Zentimeter vorbewegen, den Boden dabei nur leicht berühren. Die Spannung halten, dann den Arm kontrolliert zurückführen. Mit der anderen Seite wiederholen. Der Rumpf bleibt während der gesamten Bewegung stabil und ruhig. Das Becken bewegt sich nicht, die Füße werden gleichmäßig belastet.

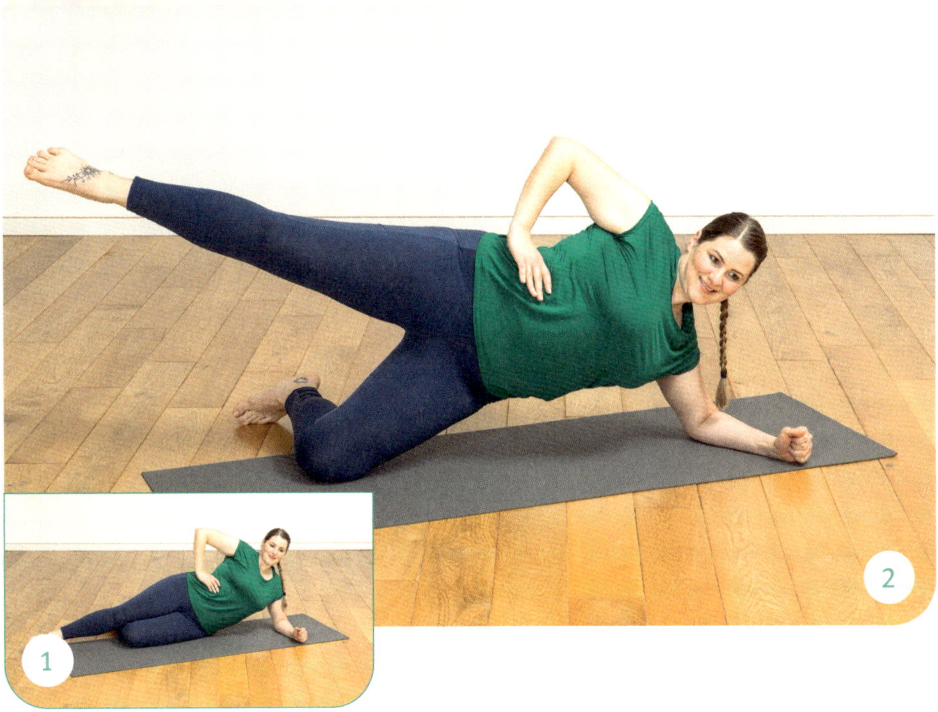

Side Plank mit doppelter Abduktion

Diese Übung trainiert die seitliche Rumpfmuskulatur und die Gesäßmuskeln auf beiden Seiten. Durch das Abheben des oberen und unteren Beins entsteht eine doppelte Beanspruchung, die Kraft und Stabilität in Core und Hüfte verbessert.

Zielmuskulatur: seitliche Rumpfmuskulatur, Gesäßmuskeln, Core-Stabilisatoren

Ausgangsstellung: Stützen Sie sich in Seitlage auf dem Unterarm ab (Ellbogen direkt unter der Schulter). Das untere Knie ist um etwa 90° gebeugt und liegt am Boden, das obere Bein ist gestreckt. ❶

Ausführung: In einer ruhigen, kontrollierten Bewegung gleichzeitig das obere Bein und die Hüfte vom Boden abheben. Die Spannung kurz halten, dann beide Beine kontrolliert wieder absenken. Dabei den ganzen Körper anspannen und die Hüfte stabil halten. ❷

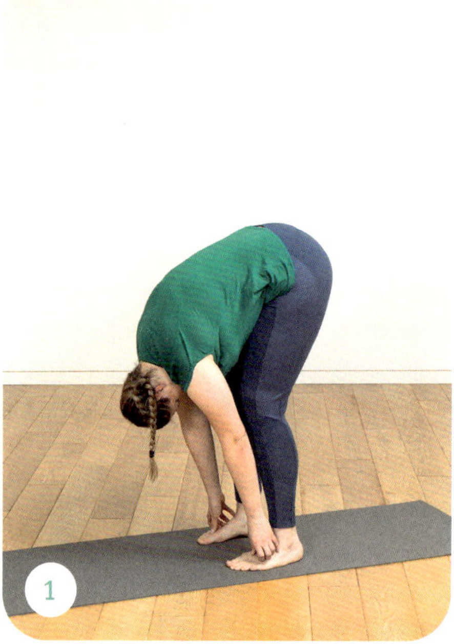

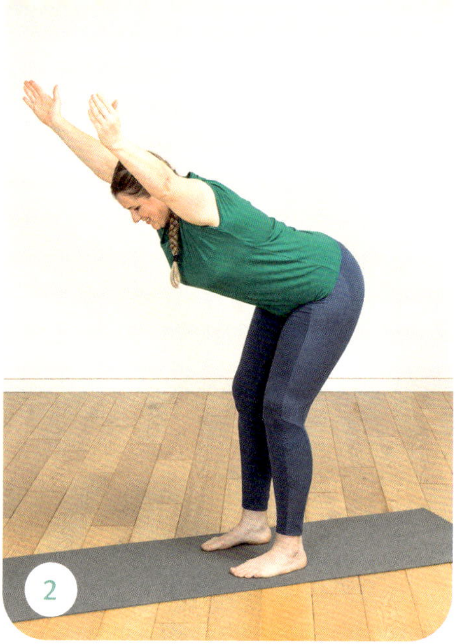

Wirbelsäulenstreckung mit Armbewegung

Diese Übung fördert eine gesunde aufrechte Haltung und aktiviert gezielt die Rückenmuskulatur. Sie ist besonders hilfreich bei Rückenverspannungen und für alle, die viel sitzen. Zur weiteren Erschwernis kann sie auch mit Wasserflaschen oder Gewichten ausgeführt werden.

Zielmuskulatur: Rückenstrecker, Schulterblattstabilisatoren

Ausgangsstellung: Beugen Sie den Oberkörper nach unten und runden Sie dabei die Wirbelsäule. ❶

Ausführung: Aus dieser Position heraus die Wirbelsäule strecken und zugleich die Arme über Kopf strecken (Y-Position). Dabei die Arme möglichst weit nach oben führen, um eine maximale Überkopf-Position zu erreichen. Weiter ruhig atmen und auf die kontrollierte Streckung der Wirbelsäule achten. ❷

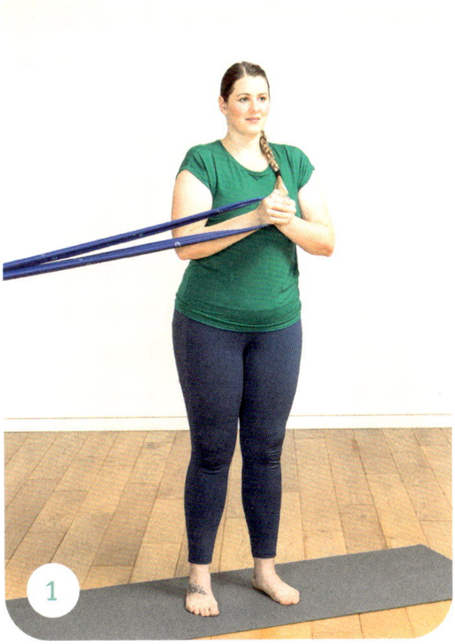

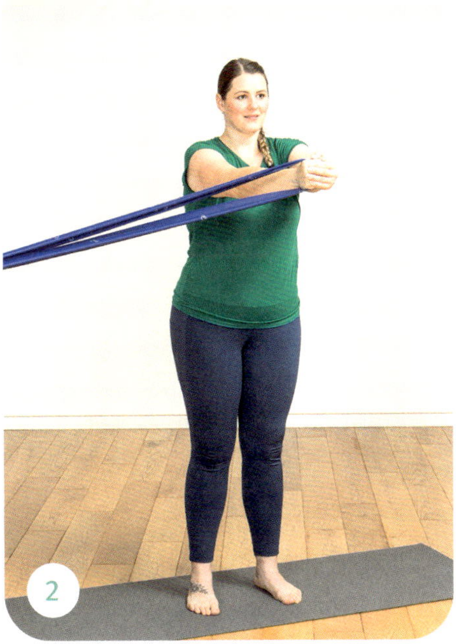

Pallof Press mit Gymnastikband

Der Pallof Press ist eine der effektivsten Anti-Rotationsübungen. Er stärkt die tiefe Rumpfmuskulatur, verbessert die Haltung und schützt die Wirbelsäule vor Fehlbelastungen.

Zielmuskulatur: tiefe Bauchmuskulatur, schräge Bauchmuskeln, Rumpfstabilisatoren

Ausgangsstellung: Befestigen Sie ein starkes Gymnastikband im 90°-Winkel z. B. an einer Türklinke. Fassen Sie es mit beiden Händen vor der Brust. Der Zug sollte sehr stark sein und kann mit der Distanz verstärkt werden. ❶

Ausführung: Das Band langsam nach vorne führen, bis die Arme gestreckt sind, und die Spannung halten. Dabei den Oberkörper nicht drehen und den Rumpf stabil halten. Dann die Hände kontrolliert zur Brust zurückführen. ❷

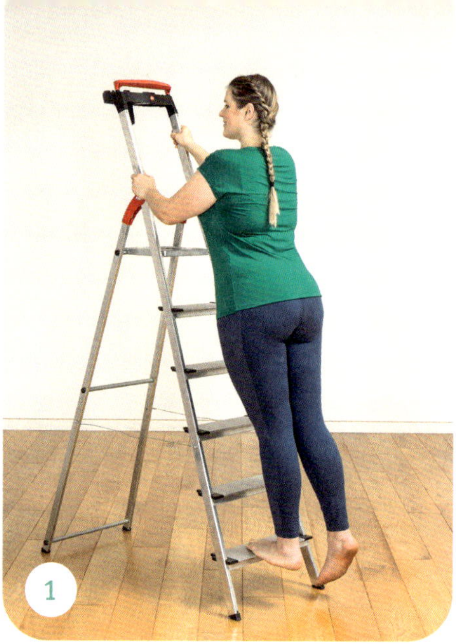

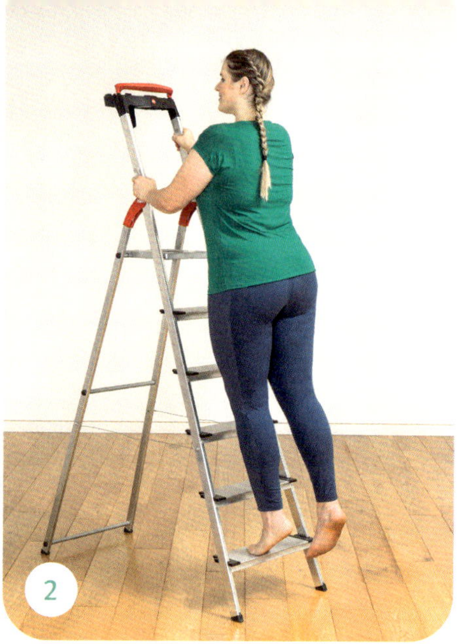

Wadenheben einbeinig mit Erhöhung

Starke Waden sind entscheidend für Stabilität beim Gehen und Stehen – besonders im Alter. Diese Übung trainiert gezielt die oft vernachlässigte Unterschenkelmuskulatur und ist die einbeinige Variante aus dem Fortgeschrittenen-Teil (Seite 100).

Zielmuskulatur: Wadenmuskulatur

Ausgangsstellung: Stellen Sie sich mit dem Ballen eines Fußes auf eine Erhöhung und heben Sie das andere Bein an. Halten Sie sich mit den Händen fest, um die Stabilität zu verbessern. ❶

Ausführung: Die Ferse langsam absenken, bis Sie eine Dehnung spüren. Drücken Sie sich dann kraftvoll auf den Fußballen nach oben. Die Spannung kurz halten und die Bewegung wiederholen. ❷

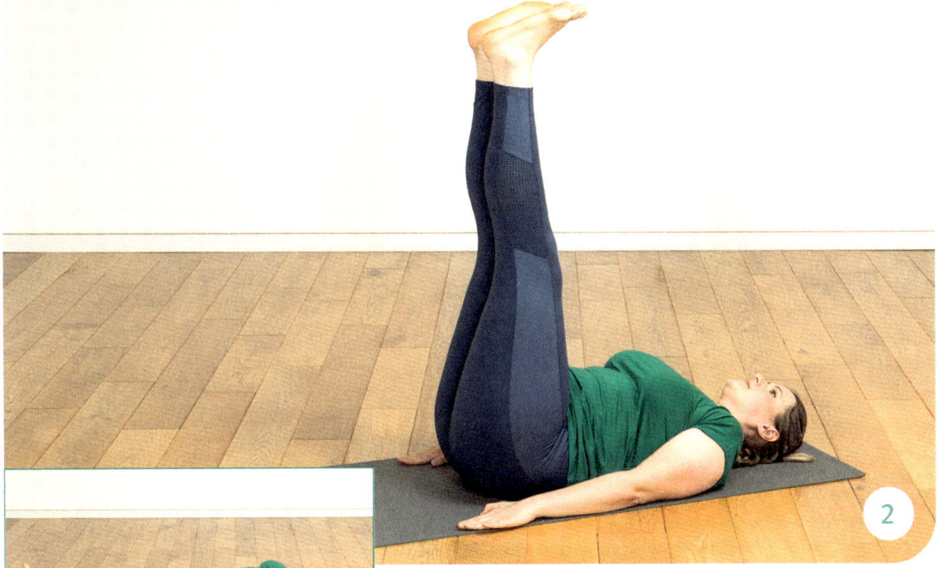

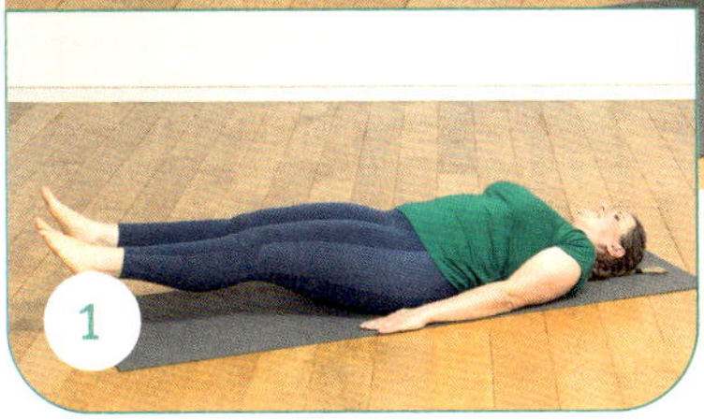

Leg Raises

Diese Übung trainiert gezielt die untere Bauchmuskulatur und hilft Ihnen, Ihre Rumpfkraft zu verbessern. Sie ist besonders effektiv bei Neigung zum Hohlkreuz.

Zielmuskulatur: untere Bauchmuskulatur

Ausgangsstellung: Legen Sie sich auf den Rücken, die Beine mit angehobenen Fersen gestreckt, die Arme seitlich neben dem Körper. ❶

Ausführung: Die gestreckten Beine langsam anheben, bis sie senkrecht stehen. Dann kontrolliert wieder absenken, ohne dabei ins Hohlkreuz zu geraten. ❷

Enge Knie-Liegestütze (Trizeps-dominant)

Diese Variante des Liegestützes verlagert den Fokus deutlich auf den Trizeps – ideal, um die Rückseite der Oberarme zu kräftigen.

Zielmuskulatur: Trizeps, Schultern, Brust, Rumpf

Ausgangsstellung: Gehen Sie in die Knie-Liegestütz-Position, die Hände direkt unter den Schultern oder etwas weiter innen. Die Finger zeigen nach vorne, die Unterschenkel werden leicht angehoben. Bauch und Gesäß sind leicht angespannt. ❶

Ausführung: Die Arme kontrolliert beugen und die Ellbogen eng am Körper nach hinten führen. Den Oberkörper senken, bis der Kopf fast den Boden berührt, und dann kraftvoll wieder aus dem Trizeps nach oben drücken. Der Oberkörper bleibt dabei stabil, die Bewegung erfolgt hauptsächlich aus den Armen heraus. ❷

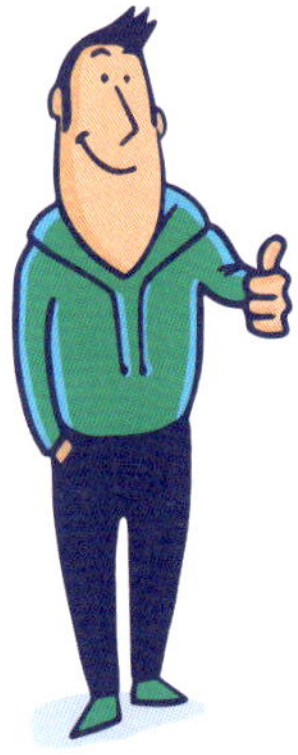

Je enger die Hände stehen, desto stärker wird der Trizeps belastet. Achten Sie darauf, dass die Ellbogen während der gesamten Bewegung nah am Körper bleiben.

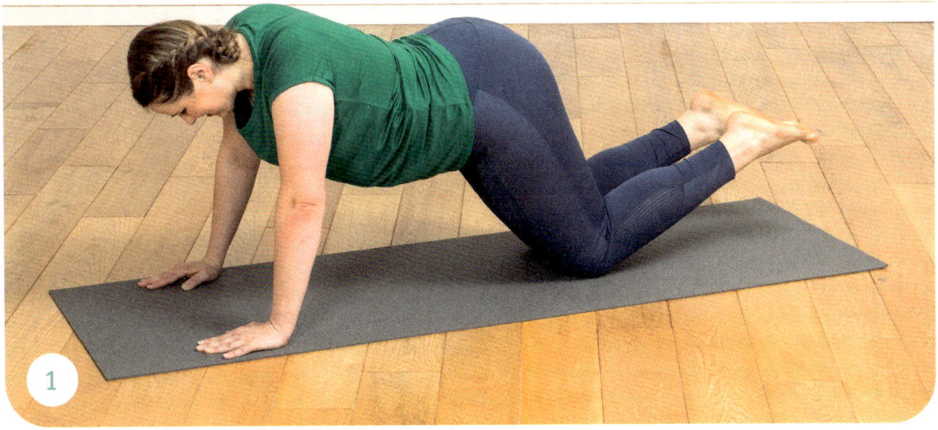

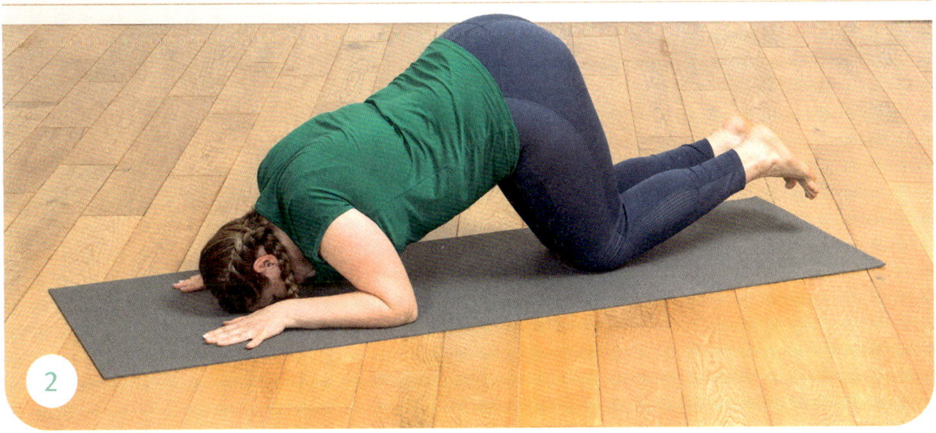

Bizeps-Curls mit Kurzhanteln

Der Bizeps-Curl ist eine der bekanntesten Übungen für die Vorderseite der Oberarme. Eine kräftige Armmuskulatur erleichtert Ihnen viele Alltagsbewegungen – vom Taschentragen bis hin zum Anheben schwerer Gegenstände.

Zielmuskulatur: Bizeps (vorderer Oberarm), tiefe Rumpfmuskulatur

Ausgangsstellung: Stellen Sie sich aufrecht hin, die Füße hüftbreit auseinander. Halten Sie in jeder Hand eine Kurzhantel im Untergriff (Handflächen zeigen nach vorne). Die Arme hängen neben dem Körper, die Ellbogen bleiben eng am Oberkörper. ❶

Ausführung: Die Arme langsam beugen und die Hanteln kontrolliert in Richtung Schultern führen. Die Spannung kurz halten, dann die Hanteln wieder langsam absenken, bis die Arme fast gestreckt sind. Achten Sie darauf, dass der Oberkörper aufrecht bleibt und die Ellbogen nicht nach vorne oder hinten ausweichen. Die tiefe Rumpfmuskulatur anspannen, damit der Oberkörper stabil bleibt. ❷

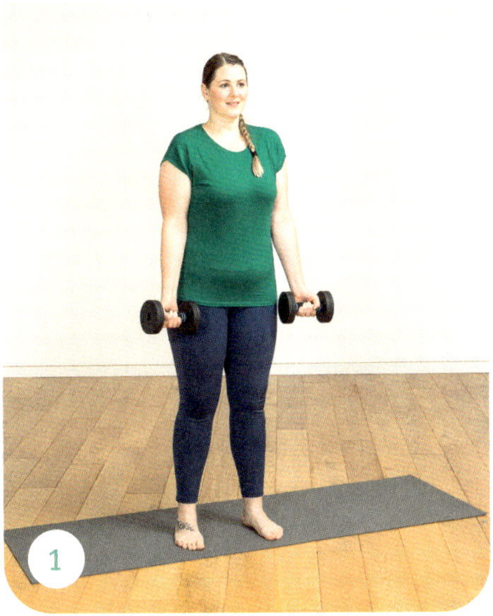

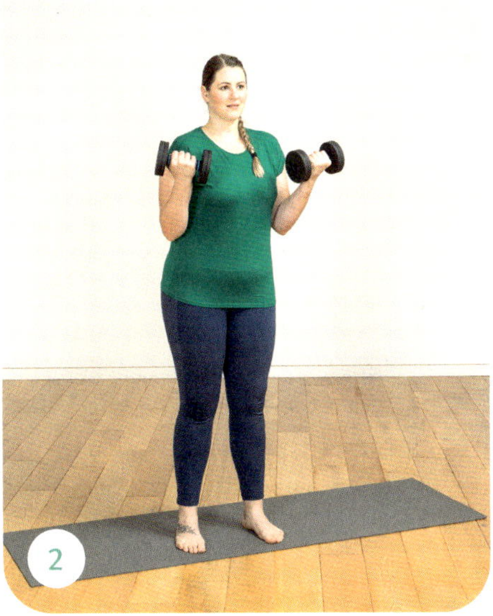

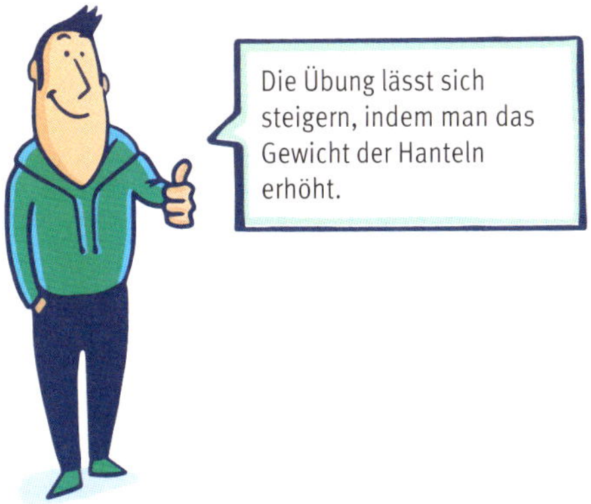
Die Übung lässt sich steigern, indem man das Gewicht der Hanteln erhöht.

Schlusswort

Ich hoffe, dieses Buch motiviert Sie, Bewegung und Krafttraining fest in Ihren Alltag zu integrieren, am besten für das ganze Leben. Machen Sie sich die vielfältigen positiven Auswirkungen auf Körper und Psyche bewusst, insbesondere im Hinblick auf Ihr Diabetes-Management.

Bleiben Sie dran: Nicht Perfektion zählt, sondern Konstanz. Veränderung beginnt im Kleinen – zwei Trainingseinheiten pro Woche, etwas mehr Alltagsbewegung, kurze Spaziergänge nach dem Essen, bewusstere Ernährung. Notieren Sie Ihre Fortschritte und steigern Sie sich behutsam: eine Wiederholung mehr, ein Satz mehr, ein Training mehr, eine sauberere Technik, ein ruhigeres Tempo. Feiern Sie diese kleinen Schritte, sie summieren sich und sorgen für mehr Lebensqualität.

Rückschläge gehören dazu: stressige Wochen, Müdigkeit, ein schlechter Tag. Entscheidend ist nicht, dass alles immer nach Plan läuft, sondern, dass es weitergeht. Haben Sie einen Plan B parat – ein 10-Minuten-Programm mit den Grundübungen, einen zügigen Spaziergang, ein paar Kniebeugen am Schreibtisch. Hören Sie auf Ihren Körper, gönnen Sie sich Erholung, schlafen Sie gut. Regeneration ist Teil des Trainings.

Schon nach wenigen Wochen werden Sie den Unterschied spüren und dieses Lebensgefühl nie mehr missen wollen: Treppensteigen fällt leichter, die Haltung wird aufrechter, die Energie konstanter, der Blutzucker stabiler. Sie gewinnen Sicherheit in den Bewegungen und Vertrauen in Ihren Körper.

Beginnen Sie am besten noch heute: Schuhe an, fünf Minuten bewegen – und morgen wieder. So entsteht Routine. Und genau diese Routine ist es, die Sie stark, gesund und langfristig erfolgreich macht.

Viel Erfolg auf Ihrem neuen, sportlichen Weg!

Patrick Köhler

Quellenangaben

1 Vgl. etwa Jansson AK, Chan LX, Lubans DR et al. Effect of resistance training on HbA_{1c} in adults with type 2 diabetes mellitus and the moderating effect of changes in muscular strength: a systematic review and meta-analysis. In: BMJ Open Diabetes Res Care. 2022 (Mar); 10(2), e002595. Doi: 10.1136/bmjdrc-2021-002595.

2 Vgl. Buffey AJ, Herring MP, Langley CK et al. The Acute Effects of Interrupting Prolonged Sitting Time in Adults with Standing and Light-Intensity Walking on Biomarkers of Cardiometabolic Health in Adults: A Systematic Review and Meta-Analysis. In: Sports Med. 2022 Aug; 52(8), 1765–1787. Doi: 10.1007/s40279-022-01649-4.

3 Vgl. Wang C, Tang S. The Effects of Aerobic Exercise on 24-Hour Mean Blood Glucose Levels Measured by Continuous Glucose Monitoring in Type 2 Diabetes: A Meta-Analysis. In: Front Physiol. 2024 Dec 23:15:1496271. Doi: 10.3389/fphys.2024.1496271.

4 Vgl. Amare F, Kiflu A, Taddese A. Effects of Concurrent Continuous Aerobic and Short Rest Resistance Exercise Training On Metabolic Biomarkers in Type 2 Diabetes Patients: A Systematic Review and Meta-Analysis. In: Diabetol Metab Syndr 17, 290 (2025). Doi: 10.1186/s13098-025-01838-x.

5 Vgl. Lean EJ, Leslie WS, Barnes AC et al. Primary Care-Led Weight Management for Remission of Type 2 Diabetes (Direct): An Open-Label, Cluster-Randomised Trial. In: Lancet 2018 Feb 10; 391 (10120), 541–551. Doi: 10.1016/S0140-6736(17)33102-1.

6 Vgl. McArdle PD, Greenfield SM, Rilstone SK: Carbohydrate Restriction for Glycaemic Control in Type 2 Diabetes: A Systematic Review and Meta-Analysis. In: Diabet Med. 2019 Mar; 36(3), 335–348. Doi: 10.1111/dme.13862.

7 Vgl. Reynolds A, Mann J, Cummings J et al. Carbohydrate Quality and Human Health: A Series of Systematic Reviews Aand Meta-Analyses. In: Lancet. 2019 Feb 2; 393(10170), 434–445. Doi: 10.1016/S0140-6736(18)31809-9.

8 Vgl. Dong JY, Zhang ZL, Wang PY et al. Effects of High-Protein Diets On Body Weight, Glycaemic Control, Blood Lipids and Blood Pressure in Type 2 Diabetes: Meta-Analysis of Randomised Controlled Trials. In: Br J Nutr. 2013, Sept 14; 110(5), 781–789. Doi: 10.1017/S0007114513002055.

9 Vgl. Jayedi A, Zargar MS, Najafi A et al. Patterns of Protein Intake and Mortality in Patients with Type 2 Diabetes: Results from NHANES. In: Sci Rep. 2024 Nov 4; 14(1), 26644. Doi: 10.1038/s41598-024-76357-2.

10 Vgl. Caetano de Oliveira P, Lehnen AM, Waclawovsky G. Effect of Isometric Exercise on Blood Pressure in Prehypertensive and Hypertensive Individuals: Protocol for a Systematic Review and Meta-Analysis of Randomized Controlled Trials. In: Syst Rev 11, 100 (2022). Doi: 10.1186/s13643-022-01974-9.

11 Vgl. Paulo AC, Tricoli V, Queiroz AC et al. Blood Pressure Response During Resistance Training of Different Work-to-Rest Ratio. In: Conditioning Research 33(2), 399–407. Doi: 10.1519/JSC.0000000000002074.

12 Vgl. Buffey AJ, Herring MP, Langley CK et al. The Acute Effects of Interrupting Prolonged Sitting Time in Adults with Standing and Light-Intensity Walking on Biomarkers of Cardiometabolic Health in Adults: A Systematic Review and Meta-Analysis. In: Sports Med. 2022 Aug; 52(8), 1765–1787. Doi: 10.1007/s40279-022-01649-4.

Stichwortverzeichnis

Bibliografische Information der Deutschen Nationalbibliothek:
Die Deutsche Nationalbibliothek verzeichnet diese Publikation in der Deutschen Nationalbibliografie; detaillierte bibliografische Daten sind im Internet über dnb.d-nb.de abrufbar.

Programmplanung: Celestina Filbrandt
Projektmanagement: Manuela Hunfeld
Redaktion: Dr. Katrin Korch, Baden-Baden
Bildredaktion: Marie Crämer
Covergestaltung: © Thieme
Layout: CYCLUS · Visuelle Kommunikation, Stuttgart

Bildnachweis:
Covermotiv und Bild S. 3: © H. Münch/Thieme
Porträtbild S. 2: © H. Münch/Thieme
Fotos im Innenteil: © H. Münch/Thieme
Zeichnungen: Susi Schaaf, Bellheim
Die abgebildeten Personen haben in keiner Weise etwas mit der Krankheit zu tun.

1. Auflage 2026

TRIAS Verlag in Georg Thieme Verlag KG
Oswald-Hesse-Straße 50, 70469 Stuttgart

Satz und Repro: Medienservice Frauchiger, Kumhausen
Druck: AZ Druck und Datentechnik GmbH, Kempten

Gedruckt auf chlorfrei gebleichtem Papier
Printed in Germany

ISBN 978-3-432-12073-7
eISBN (ePub) 978-3-432-12072-0

1 2 3 4 5 6

Unsere Umwelt ist uns wichtig!
Papier aus nachhaltigen und kontrollierten Quellen
Druck in Deutschland mit kurzen Lieferwegen
Druckereien mit hohen Ansprüchen an Ökologie

TRIAS, einer der führenden Ratgeberverlage im Bereich Gesundheit, gehört zur Thieme Gruppe, marktführender Anbieter medizinischer Fachinformationen und Services. Anspruch der Thieme Gruppe ist es, den im Gesundheitswesen tätigen Berufsgruppen sowie allen an Gesundheit Interessierten genau die Informationen und Angebote bereitzustellen, die sie in einer bestimmten Arbeitssituation oder Lebensphase benötigen. Durch die hohe Qualität und zielgruppenspezifische Relevanz der angebotenen Leistungen bereitet Thieme den Weg für eine bessere Medizin und mehr Gesundheit im Leben.

Thieme

Neue Motivation

Ihr Coach hat die besten Übungen!

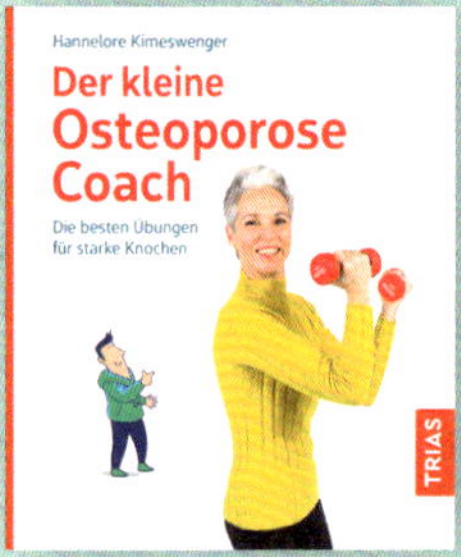

Hannelore Kimeswenger
Der kleine Osteoporose-Coach

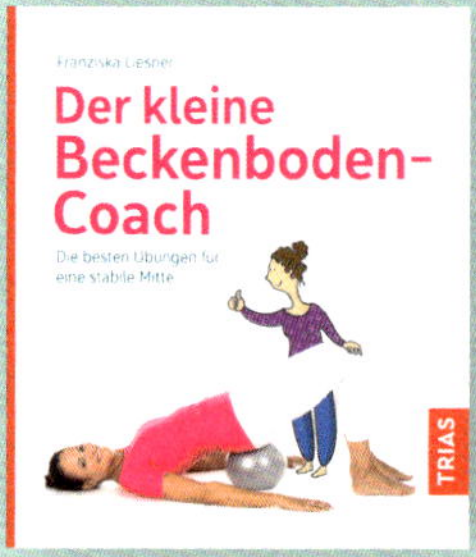

Franziska Liesner
Der kleine Beckenboden-Coach

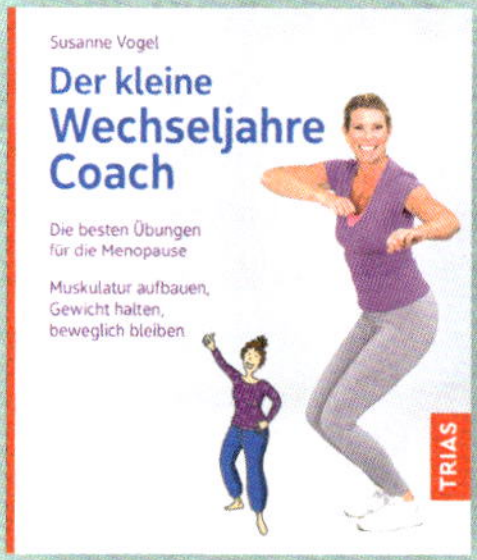

Susanne Vogel
Der kleine Wechseljahre-Coach

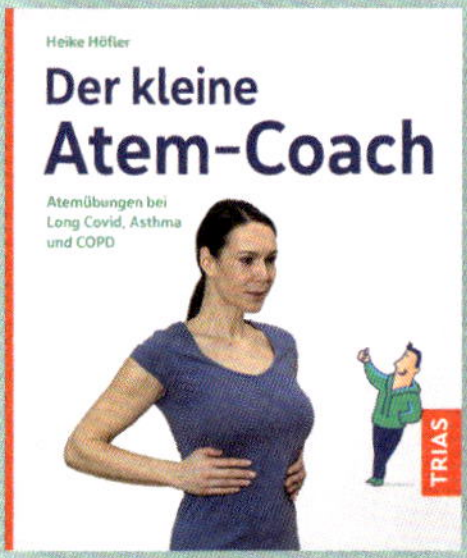

Heike Höfler
Der kleine Atem-Coach

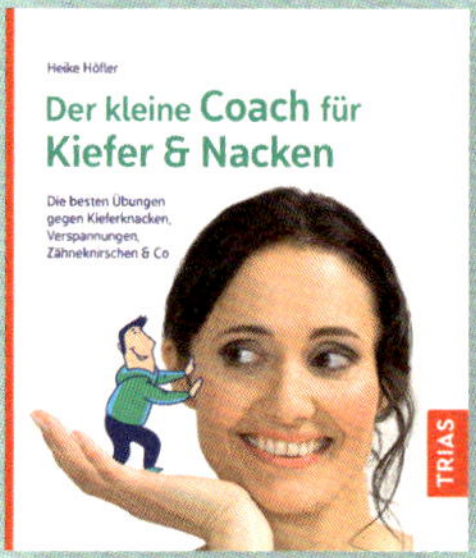

Heike Höfler
Der kleine Coach für Kiefer & Nacken

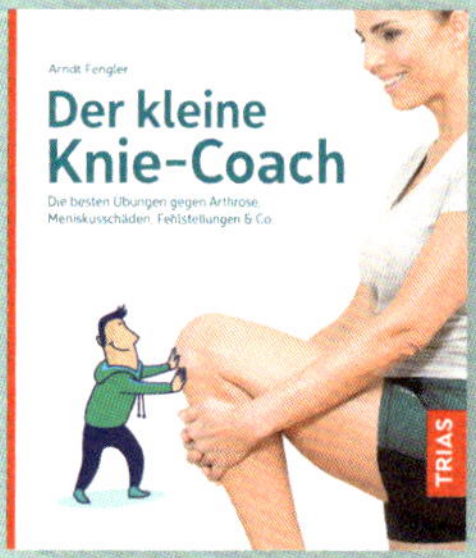

Arndt Fengler
Der kleine Knie-Coach

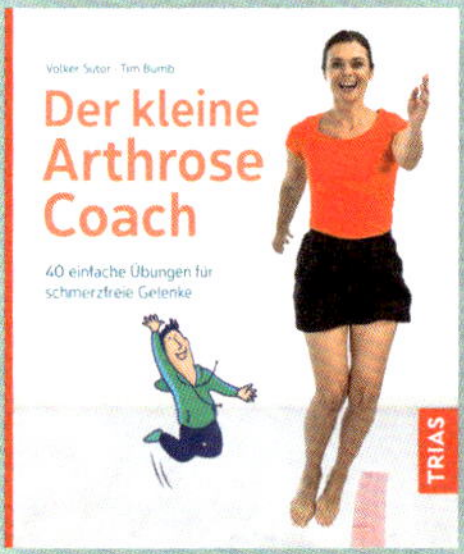

Volker Sutor
Der kleine Arthrose-Coach

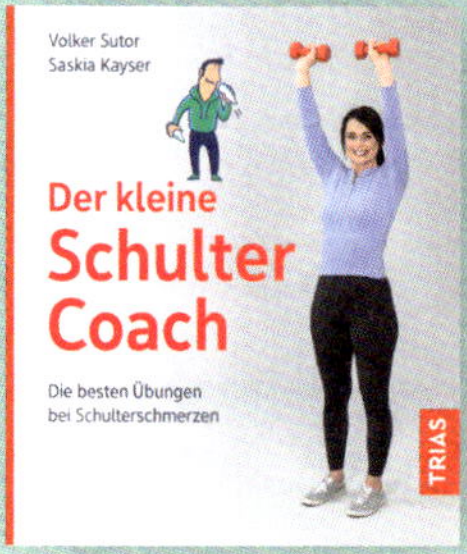

Volker Sutor
Der kleine Schulter-Coach

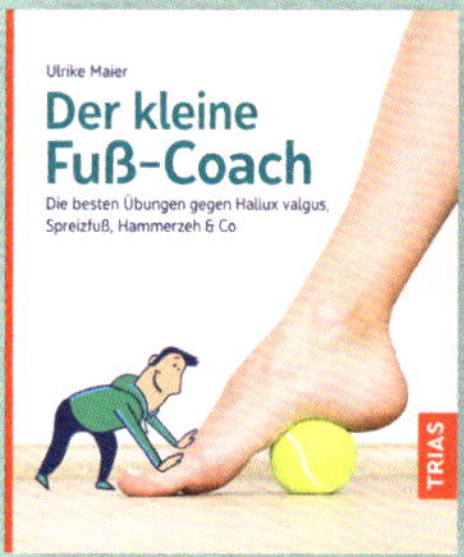

Ulrike Maier
Der kleine Fuß-Coach

Mehr Bücher finden Sie hier
trias-verlag.de